血管外科专科护士培训丛书

总主编 谷涌泉 陆清声

血管外科疾病健康教育和应急预案

主 审 陆小英 包俊敏 赵志青

主 编 李海燕 林 梅

人民卫生出版社
·北 京·

图书在版编目（CIP）数据

血管外科疾病健康教育和应急预案 / 李海燕，林梅
主编 . — 北京：人民卫生出版社，2023.5
ISBN 978-7-117-34353-4

Ⅰ . ①血… Ⅱ . ①李… ②林… Ⅲ . ①血管外科学
Ⅳ . ①R654

中国国家版本馆 CIP 数据核字（2023）第 016675 号

| 人卫智网 | www.ipmph.com | 医学教育、学术、考试、健康，购书智慧智能综合服务平台 |
| 人卫官网 | www.pmph.com | 人卫官方资讯发布平台 |

血管外科疾病健康教育和应急预案
Xueguan Waike Jibing Jiankang Jiaoyu he Yingji Yu'an

主　　编：李海燕　　林　梅
出版发行：人民卫生出版社（中继线 010-59780011）
地　　址：北京市朝阳区潘家园南里 19 号
邮　　编：100021
E - mail：pmph @ pmph.com
购书热线：010-59787592　 010-59787584　 010-65264830
印　　刷：北京盛通印刷股份有限公司
经　　销：新华书店
开　　本：787×1092　 1/32　　印张：5.5
字　　数：143 千字
版　　次：2023 年 5 月第 1 版
印　　次：2023 年 6 月第 1 次印刷
标准书号：ISBN 978-7-117-34353-4
定　　价：55.00 元

打击盗版举报电话：010-59787491　 E-mail：WQ @ pmph.com
质量问题联系电话：010-59787234　 E-mail：zhiliang @ pmph.com
数字融合服务电话：4001118166　　 E-mail：zengzhi @ pmph.com

血管外科疾病健康教育和应急预案

主　　审　　陆小英　包俊敏　赵志青

主　　编　　李海燕　林　梅

副 主 编　　刘丽萍　虞　奋　喻　英　成　咏　植艳茹

编　　者　　（以姓氏笔画为序）

于黎明（延安大学附属西安大兴医院）

王金萍（海军军医大学第一附属医院）

王晓杰（北京协和医院）

史佳鑫（首都医科大学附属北京安贞医院）

白　媛（山西白求恩医院）

包俊敏（海军军医大学第一附属医院）

冯美萍（兰溪市人民医院）

成　咏（上海交通大学医学院附属第九人民医院）

朱国献（深圳市第二人民医院）

朱俊蓉（海军军医大学第一附属医院）

任红艳（北京协和医院）

刘　玲（首都医科大学附属北京安贞医院）

刘丽萍（重庆医科大学附属第一医院）

孙玉肖（上海市东方医院）

孙羽东（海军军医大学第一附属医院）

李　蓉（海军军医大学第一附属医院）

李松华（海军军医大学第一附属医院）

李海燕（海军军医大学第一附属医院）

李梦杰（首都医科大学附属北京安贞医院）

杨　阳（海军军医大学第一附属医院）

吴　岚（首都医科大学附属北京安贞医院）

邱娇娜（海军军医大学第一附属医院）

谷涌泉（首都医科大学宣武医院）

邹秋红（海军军医大学第一附属医院）

汪海燕（海军军医大学第一附属医院）

宋　超（海军军医大学第一附属医院）

张　雷（海军军医大学第一附属医院）

陆　烨（海军军医大学第一附属医院）

陆欣欣（北京协和医院）

陆清声（海军军医大学第一附属医院）

林　环（深圳市第二人民医院）

林　梅（首都医科大学附属北京安贞医院）

赵月璠（首都医科大学附属北京安贞医院）

赵志青（海军军医大学第一附属医院）

禹　媛（首都医科大学宣武医院）（兼秘书）

饶　珉（武汉大学人民医院）

施玲丽（海军军医大学第一附属医院）

秦　文（首都医科大学附属北京安贞医院）

袁良喜（海军军医大学第一附属医院）

顾赛男（海军军医大学第一附属医院）

郭明华（北京协和医院）

董　健（海军军医大学第一附属医院）

植艳茹（海军军医大学第一附属医院）

喻　英（山西白求恩医院）

虞　奋（复旦大学附属中山医院）

魏小龙（海军军医大学第一附属医院）

编写秘书　　陆嘉溪（海军军医大学第一附属医院）

序

随着人口老龄化的进展，血管外科疾病的发病率逐年增高，正逐渐成为威胁人类健康的常见疾病之一。虽然，血管外科疾病和年龄有着密不可分的联系，但它可防可治。指导老年人掌握各种血管外科疾病的健康教育知识，改善生活方式，提高疾病治疗的依从性，可以大大降低心血管事件的发生率，提高患者的生活质量。

在第三届国际血管联盟（International Union of Angiology，IUA）中国分部护理专业委员会成立之际，IUA中国分部护理专业委员会的护理骨干们团结起来，在血管外科医生的帮助和指导下，将血管外科疾病健康教育资源进行整合、规范，编写出版《血管外科疾病健康教育和应急预案》一书，我十分欣慰。

本书包含了血管外科各种常见疾病围手术期健康教育和急危重症应急预案，不仅让护士知道"我应该如何指导"，同时让患者及家属知晓"我该如何做"。在提高血管外科护士专科疾病护理能力，提高围手术期护理质量的同时，也为患者参与自我健康管理搭建了桥梁。因此，这是一本护士和患者都可以阅读的实用图书，值得推荐和学习。

最后，诚挚地感谢各位编者的辛勤付出！相信在血管外科医护人员的共同努力下，血管外科的护理事业将会拥有更加灿烂的明天！

IUA前任主席　谷涌泉教授
2023年1月

前言

近20年的临床一线护理工作让我深深感受到健康教育是医护人员一项非常重要的工作内容，对于促进患者康复，减少并发症的发生，减轻患者心理压力具有重要意义。在平时的护理工作中，我发现临床护士对患者进行健康教育时缺乏条理性和全面性，部分护士对患者突发病情变化常感束手无策。作为一名血管外科高年资护士长，我一直在思考，能为血管外科专科护士培训做些什么。为了给血管外科护士提供与医疗诊治水平同步发展的健康教育蓝本，提高血管外科临床护士健康教育水平及危重患者的抢救成功率，IUA中国分部护理专业委员会的护理骨干们，在各位医疗专家的指导下，在繁忙的工作之余，结合目前血管外科疾病诊治的新进展，编写了《血管外科疾病健康教育和应急预案》。

本书是继血管外科专科护士培训系列丛书的《血管疾病护理评估手册》《血管外科护理习题集》之后的又一本血管外科护理工具书，主要包括了血管外科患者的健康教育和血管外科护理应急预案两部分，健康教育部分围绕患者入院、术前、术后、出院，详细阐述了各个阶段健康教育要点，内容系统全面，临床实用性强。应急预案部分将病情评估与应急预案流程图相结合，条理清晰，能够帮助护士准确把握急救重点。希望该书也能为临床护士培训提供更多的指导和帮助。

衷心感谢IUA主席谷涌泉教授长久以来对IUA中国分部护理专委会建设的大力支持和鼓励，为全国血管专业护理骨干们提供了交流和学习的平台；也衷心感谢各位编者和审稿专家对本书的辛勤付出！由于时间仓促，本书可能存在不足之处，敬请各位读者批评指正。

IUA中国分部护理专业委员会主任委员　李海燕
2023年1月

目录

第二部分
血管外科护理应急预案

第一部分

血管外科疾病
健康教育

第一章
血管外科患者的常规健康教育

第一节　血管外科开放手术

入院教育

1. **医护人员介绍**　向患者介绍主诊医生、主治医生、管床医生、护士长和责任护士。

2. **病区环境介绍**　向患者介绍病区环境，包括护士站的位置及功能，患者床位、病室、浴室和厕所、防火紧急出口的位置，指导患者正确使用床挡、呼叫系统等。

3. **住院制度介绍**　向患者及家属宣教探视制度、陪护制度、病房配餐制度、日常作息制度等。

4. **安全指导**

（1）**消防安全**：告知患者和家属医院内禁止吸烟，说明灭火器存放位置及使用方法、微波炉安全使用规定、发生火灾时逃生的方法等。

（2）**个人财物安全**：嘱患者及家属妥善保管好自己的贵重物品及钱财。

5. **体位与活动指导**

（1）**防跌倒/坠床**：活动不便等跌倒/坠床高风险和/或年龄80岁以上患者需要24h专人陪护。如患者病情不允许自行下床，嘱患者勿随意下床活动，卧床休息时拉好双侧床挡，防止坠床。

可自主活动的患者在病区走动时穿防滑鞋，以免摔倒。若突然出现头晕或视物不清等不适，应就近坐下或蹲下，并及时寻求帮助。

（2）**防压力性损伤**：告知患者预防压力性损伤的重要性，指导正确翻身的方法。如患者无法自主翻身，护士和家属应定期协助患者变换体位，必要时使用防压力性损伤气垫床，告知患者使用气垫床的必要性。如果病情允许在床上活动，鼓励患者自主翻身、床上抬臀和抬腿等，以促进血液循环，减轻局部压力。

6. 分级护理教育 告知患者及家属护理等级及相应护理内容。

（1）**特级护理**：护理人员严密观察患者病情变化和监测生命体征。遵医嘱给予患者各项治疗措施，记录24h出入量。正确实施基础护理和专科护理，如口腔护理、压力性损伤护理、气道护理和管道护理等，实施床旁交接班。

（2）**一级护理**：护理人员每1h巡视一次病房，观察患者病情变化。根据患者病情监测生命体征。遵医嘱正确实施各项治疗，落实基础护理和专科护理，如口腔护理、压力性损伤护理、气道护理和管道护理等，提供相关健康指导。

（3）**二级护理**：护理人员每2h巡视一次病房，观察患者病情变化。根据患者病情监测生命体征。遵医嘱正确实施各项治疗，提供相关健康指导。

（4）**三级护理**：护理人员每3h巡视一次病房，其他同二级护理。

7. 饮食指导 根据医嘱对患者进行相应的饮食指导。

（1）**术后患者胃肠道功能未恢复时禁食、禁饮。**

（2）**流质**：食物呈液状，无刺激性。如米汤、菜汁、果汁等。

（3）**半流质**：食物呈半流质，无刺激性，易咀嚼、吞咽和消化，纤维少，营养丰富。如粥、面条、馄饨、蒸鸡蛋、肉末、豆腐等。

（4）**软食**：营养平衡，易消化、易咀嚼，食物碎、烂、软，清淡少油、少粗纤维、少刺激性调味品。宜进食馒头、软面包、面条、切碎煮熟的菜、肉等。

（5）普食：营养平衡，易消化、无刺激的食物，限制油炸、坚硬、产气食物和强刺激性调味品。

（6）低盐饮食：每天食盐量＜6g/d，不包括食物内自然存在的氯化钠。禁食腌制食品，如咸菜、皮蛋等。适用于高血压、心力衰竭、急性肾小球肾炎等各种原因引起水钠潴留的患者。

（7）低脂饮食：每天脂肪摄入量＜50g/d，饮食清淡少油，禁食肥肉、动物内脏、禽畜肉皮、鱼籽、虾籽、蟹黄等。适用于肝硬化、高脂血症、冠心病、高血压等患者。

（8）低胆固醇饮食：胆固醇摄入量＜300mg/d，禁食或少食含胆固醇高的食物，如动物内脏、蛋黄、肥肉、动物油等。适用于高血压、冠心病、高脂血症等患者。

（9）低蛋白饮食：蛋白质摄入总量控制在20～40g/d，除规定摄入量外避免食用其他蛋、奶、肉、豆类等蛋白质含量丰富的食物。适用于急性肾小球肾炎、慢性肾衰竭、尿毒症、肝性脑病等患者。

（10）低嘌呤饮食：禁食动物内脏、海鲜、肉汤、豌豆、扁豆、蘑菇等，禁饮酒。多饮水，多食碱性食品，以促进尿酸排出。适用于痛风、高尿酸血症等患者。

（11）糖尿病饮食：控制每日饮食总热量，平衡膳食，保持食物选择多样化，坚持少食多餐，定时、定量、定餐。不宜吃含高胆固醇的食物及动物脂肪，不宜吃甜面包，不宜饮用果汁、酒。宜进食粗粮杂粮、豆类及豆制品、绿叶蔬菜等。适用于糖尿病患者。

8. 用药指导　告知患者遵医嘱定时定量服药，不可私自停药或增、减量。

9. 检查指导

（1）常规检查指导

1）血检验：对患者进行急查血或晨间空腹采血前的指导。

2）尿、粪标本采集：尿标本为清晨尿。嘱患者排尿粪便标本可随时留取，如果粪便外观有血液、黏液、脓血或其他外观异常情况，选取异常部分留取到标本盒中。

3）心电图检查：尽量不要空腹行心电图检查，防止因低血糖导致心动过速。检查时应尽量放松，减少肢体活动，以免影响检查结果。

4）胸部X线检查：检查前，将下颌以下、腰部以上的金属物品取下；检查时，建议患者深吸一口气后屏气，可以使胸片结果更清晰。

5）心脏超声检查：无注意事项。

（2）特殊检查指导

1）CT血管造影检查：嘱患者如有对比剂过敏史和 / 或肾功能异常应及时告知医护人员。如患者心功能正常，嘱检查后多饮水，以利于对比剂的排出，预防对比剂肾病的发生。

2）磁共振血管造影检查：嘱患者检查前取下身上携带的金属物品，如手表、钥匙、硬币及各种磁卡等，避免金属物被吸入磁场，危及患者安全，损伤机器。

3）血管超声检查：无注意事项。

10. 静脉血栓栓塞症（venous thromboembolism，VTE）**的预防指导**　根据患者血栓风险和出血风险评估结果采取合理的预防措施，主要包括基础预防、机械预防和药物预防。

（1）基础预防：改善生活方式、床上踝泵运动、下床活动等。下床活动时注意安全防护，避免跌倒。在心功能正常的情况下，嘱患者多饮水以稀释血液。清淡饮食，保持大便通畅，避免久坐 / 久站。

传统的踝泵运动方法：患者取平卧位或坐位，下肢伸展，大腿放松，缓缓勾起脚尖，尽力使脚尖朝向身体，至最大限度时保持10s，然后脚尖缓缓下压，至最大限度时保持10s，然后放松。活动时以不感到劳累为宜。

（2）机械预防：根据适应证遵医嘱穿着抗血栓袜，应用间歇充气加压装置等。

1）抗血栓袜：采用梯度压力原理，抗血栓袜对脚踝部施加的压力最大，顺腿而上，压力逐渐递减，以促进下肢静脉血液回流，有效预防VTE的发生。最新数据表明，大腿型抗血栓袜较膝下型抗血栓袜在预防静脉血栓形成方面可能更有效，但如果患者对穿着大腿型抗血栓袜依从性差，可以使用膝下型抗血栓袜替代。

⚠ **注意事项**

不能目测腿围，要由专业人员实际测量，不能根据身高、体重来决定抗血栓袜的尺寸。告知患者穿着时长，并定期检查有无皮肤破损。在穿或脱抗血栓袜前，修剪指甲，摘除手上饰品。干燥的季节需预防脚后跟皮肤皲裂，避免刮坏抗血栓袜。洗涤时需用中性洗涤剂在温水中手洗，勿用力拧干。如对防滑硅胶区域过敏，可将抗血栓袜反穿或将防滑硅胶区域向外翻折。抗血栓袜白天和夜间均可穿着，但每天至少脱下一次检查皮肤完整性。

2）间歇充气加压：通过间歇充气加压装置从远心端到近心端有序充盈产生的生理性机械引流效应加快血液流动，促进静脉血液回流。

⚠ **注意事项**

告知患者不可自己调节间歇充气加压装置参数，使用过程中如出现头痛、肢体麻木、胸闷、呼吸困难、头晕等不适及时告知医护人员。如患者下床活动，需由医护人员协助移除机器，避免绊倒或摔倒。

（3）药物预防：主要包括静脉注射普通肝素、皮下注射低分子肝素或口服利伐沙班等。

⊙ 注意事项

应用抗凝药物期间，指导患者及家属注意出血并发症的观察，如有全身皮肤黏膜散在出血点、伤口出血、血便和／或血尿等情况发生，应及时告知医护人员。平时进行注射或抽血穿刺后，须延长穿刺点按压的时间。

11. 疾病相关知识指导　告知患者或家属疾病发生的主要原因和相关危险因素、常见临床表现、积极配合治疗对康复的重要意义等。

12. 个人卫生　告知并协助患者做好个人卫生，如剃须、修剪指甲、清洗头发、沐浴等。

13. 饮食生活习惯指导　嘱患者戒烟戒酒，饮食清淡少油，宜进食新鲜的蔬菜水果。

术前教育

1. 心理指导　嘱患者保持心情舒畅，情绪稳定，减轻恐惧心理，避免因精神紧张导致血压升高而影响手术，以积极的心态接受手术。若入睡困难，可遵医嘱服用辅助睡眠的药物。

2. 饮食指导　拟行腰麻或全麻手术的患者，术前一日晚餐应清淡、易消化，不宜过饱。除胃排空延迟、胃肠蠕动异常或拟急诊手术患者外，应告知患者术前6～8h禁食（之前可进食淀粉类固体食物，如馒头、米饭、南瓜、土豆等）、2h禁饮（之前可进食无渣流质，如清水、糖水、无渣果汁等）。禁食、禁饮期间，常规使用的降糖药物暂不使用，以免发生低血糖，常规口服的降血压药物可饮少量水服用。如有头晕、出冷汗、饥饿感等表现，应及时告知医护人员，评估病情后遵医嘱给予补液治疗。拟行局麻手术的患者，术前可正常饮食，适当减少进食量，尽量选择清淡、易消化的食物。

3. 手术相关知识指导　告知患者拟行手术方法，术中、术后可能出现的不适，如何配合手术以及正确配合的重要性。

4. 术前准备

（1）手术签字及备血：术前医生会与家属进行术前谈话，并签署手术知情同意书及麻醉知情同意书等。

（2）物品准备：嘱患者家属备齐吸管、尿垫、尿壶和便盆等物品。

（3）皮试：根据患者病情和手术情况，部分患者围手术期可能会应用抗生素预防感染，术前需要进行药物过敏试验。

（4）功能锻炼指导：指导患者练习床上大小便，以避免术后因无法下床带来排便方式改变造成尿潴留、便秘等。同时，教患者练习深呼吸、有效咳嗽和咳痰等动作，以预防肺部感染等并发症的发生。

（5）患者自身准备：术前1d指导患者沐浴或擦浴、更换洁净病员服、剃须、剪指甲、清洗手术部位（手术部位为外伤部位除外）等。

（6）手术日晨指导：取下活动性义齿，并将眼镜、首饰、手表、手机、现金等交由家属保管，如有无法取下的贵重物品（如玉镯等），应提前告知医护人员。脱去内衣、内裤，更换清洁病员服。女性患者若月经来潮，应向医护人员说明。

（7）手术部位标识及皮肤准备：医护会在接手术前30min按手术要求做好手术区域/部位皮肤准备，勿随意擦拭标记的皮肤，避免标记不清晰。

术后教育

1. 分级护理教育　同本节入院教育中特级护理或一级护理相关内容。

2. 生命体征观察　护士会根据医嘱定期对患者的血压、脉搏、呼吸、体温、疼痛等生命体征进行评估，必要时进行心电监护，告知患者术后密切观察生命体征的重要性，取得患者的理解和配合。

3. 饮食指导　全麻、腰麻或硬膜外麻醉的患者术后需禁食、禁饮，如感觉口唇干燥，可用棉签协助湿润嘴唇，也可使用润唇膏。腹部手术患者待肛门排气、肠功能恢复正常后，遵医嘱逐渐由流质饮食过渡到普通饮食。局麻术后患者可正常饮食。

4. 体位与活动指导　全麻术后患者未清醒时采取平卧位或适当抬高床头，头偏向一侧，护理人员及家属协助翻身。腰麻或硬膜外麻醉后患者术后去枕平卧6h。如有恶心、呕吐，将患者头偏向一侧，避免误吸。

5. 并发症观察

（1）出血：指导患者协助观察伤口情况，如出现伤口疼痛、周围皮肤颜色变化、敷料外观渗血、渗液等情况，及时告知医护人员。

（2）感染：指导患者如出现发热，伤口疼痛等不适，及时告知医护人员。

6. 用药指导　告知患者术后用药的名称、给药方式、剂量、给药次数、可能发生的不良反应和服药期间的注意事项。

7. 伤口护理指导　指导患者及家属观察术后患者伤口有无渗血渗液，若渗血渗液较少，医护人员更换纱布／敷料即可，若较多，则及时告知医护人员。

8. VTE预防　同本节入院教育中相关内容。

9. 其他健康教育

（1）**防压力性损伤：**同本节入院教育中相关内容。

（2）**防导管滑脱：**告知患者各种管道的作用及注意事项，勿擅自移动、牵拉引流管或自行倾倒引流液。下床活动前告知医护人员，及时松开固定的别针或固定夹等，防止管道牵拉、滑脱。

（3）**防跌倒/坠床：**同本节入院教育中相关内容。

出院教育

1. **饮食指导**　根据患者病情告知患者宜进食的食物。鼓励日常多饮水（不存在禁忌时），以稀释血液，预防血栓形成。

2. **活动指导**　鼓励患者适量进行活动，以不引起劳累为宜，短期内不可进行重体力劳动，注意活动时的安全防护。

3. **出院带药指导**　告知患者出院带药的种类、服药剂量和频次，服药期间的注意事项等。遵医嘱按时按量服药，不要私自停药或增减药量。观察药物不良反应。应用抗凝药物期间，指导患者及家属观察有无出血的表现，如有全身皮肤黏膜散在出血点、血便和/或血尿等情况的发生，及时就诊。

4. **出院手续指导**　告知患者及家属结账的方法、如何办理退费手续和复印病历等。

5. **随访**　按照出院小结要求和病情需要门诊随访，告知患者主诊医师的出诊时间，复诊预约的方法，出院后出现不适及时就诊。

6. **VTE预防**　同本节入院教育中相关内容。

7. **安全指导**　同本节入院教育中相关内容。

第二节 血管外科腔内手术

入院教育

参见第一章第一节血管外科开放手术入院教育相关内容。

术前教育

1. **评估过敏史** 护理人员会询问患者有无对比剂或其他药物过敏史。

2. **评估肢体一般情况** 向患者和家属解释血管腔内手术经动脉/静脉入路（如股动脉/静脉、肱动脉等）可能出现的肢体并发症，护理人员会定期评估患者的肢体皮温、皮肤颜色、动脉搏动、肢体活动、疼痛等情况。

3. **水化治疗** 向患者及家属详细介绍水化治疗的方案及重要性，嘱其术前、术后多饮水，以不出现腹胀为宜。配合医护人员记录24h出入量。

4. **其他** 参见第一章第一节血管外科开放手术中相关内容。

术后教育

1. **饮食指导**

（1）除胃排空延迟、胃肠蠕动异常或者拟行急诊手术患者外，对于拟行局麻手术的患者，如心功能正常，手术后应多饮水，以利于对比剂排出，避免对比剂肾病的发生。对于拟行全麻手术的患者，术后6h或手术当天禁食禁饮，遵医嘱逐渐由流质饮食过渡到普通饮食。

（2）**其他**：参见第一章第一节血管外科开放手术术后教育

相关内容。

2. **体位与活动指导**　血管腔内手术患者术后穿刺侧肢体应伸直。一般静脉穿刺/切开肢体伸直6~12h，动脉穿刺/切开肢体伸直12~24h。肢体保持伸直期间，在无伤口出血的情况下，可适当增加翻身频率，但翻身时应确保穿刺侧伸直。是否用沙袋加压要根据患者伤口的情况、患者的病情和医生对于患者局部伤口的处理而定。如使用血管封堵器、血管缝合器、外置式止血压迫装置，根据说明书和患者具体情况指导患者活动。

3. **并发症预防**

（1）出血：指导患者协助观察伤口外观有无渗血、伤口局部有无肿块、腹部或伤口有无疼痛，有无胸闷、出冷汗等不适，如有以上情况出现，需及时告知医护人员。

（2）肾功能不全：告知患者术中对比剂的使用可能会对肾功能造成一定的影响，无禁忌证情况下术后多饮水，观察尿液的颜色、性质和量，若出现少尿、无尿、腰部疼痛，及时告知医护人员。

4. **其他**　参见第一章第一节血管外科开放手术术后教育相关内容。

出院教育

参见第一章第一节血管外科开放手术出院教育相关内容。

第一节　下肢浅静脉曲张

概述

　　下肢浅静脉曲张是指下肢浅静脉的瓣膜功能障碍，使静脉内血液反流、远端静脉淤滞，继而病变静脉壁扩张，出现不规则膨出和迂曲的综合征（图2-1）。本病早期表现为肢体酸胀不适，之后出现浅静脉迂曲成团，随着病情的进展可出现皮肤瘙痒、色素沉着、血栓性浅静脉炎、脂质硬化甚至溃疡和出血。多见于长时

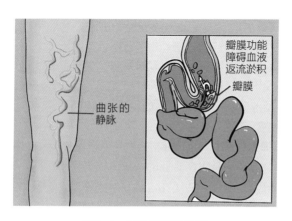

曲张的
静脉

瓣膜功能
障碍血液
返流淤积

瓣膜

图2-1　下肢浅静脉曲张

间站立工作者、肥胖者、孕妇、有静脉曲张家族史者。该疾病常见的手术方式为大隐静脉高位结扎＋曲张浅静脉抽剥术、腔内激光治疗、射频治疗及硬化剂注射术等。本节主要介绍大隐静脉高位结扎＋曲张浅静脉抽剥术和硬化剂注射术的围手术期健康教育。

一、大隐静脉高位结扎＋曲张浅静脉抽剥术

入院教育

1. 压迫治疗指导

（1）梯度压力袜

1）压力：根据患者病情需要，遵医嘱选择压力Ⅱ级或Ⅱ级以上的梯度压力袜。

2）长度：根据患者病变部位的不同，由医生为患者选择大腿型或膝下型梯度压力袜。

3）穿脱时间：穿着最佳时间为晨起活动前或者久站久坐前，可于晚睡前脱下。

4）穿着时长：建议每天穿着梯度压力袜。

5）注意事项：由专业人员测量腿围选择合适尺寸的梯度压力袜。在穿脱压力袜前，修剪指/趾甲，摘除配饰。干燥的季节需预防脚后跟皮肤皲裂，避免划破袜身。白天和夜间均可穿着，每天至少脱下一次检查皮肤完整性。如对防滑硅胶区域过敏，可将压力袜反穿或将防滑硅胶区域翻折。洗涤时需用中性洗涤剂在温水中手洗，勿用力拧干。

（2）**弹力绷带：** 下肢静脉性溃疡患者可使用弹力绷带进行压迫治疗，弹力绷带需由专业的医护人员为患者包扎。嘱患者不可自行松解弹力绷带。如包扎过紧，感到不适，需及时告知医护人员。加压治疗期间，医护人员会通过下肢的皮肤温度、颜色、足背动脉搏动，有无感觉异常和肢体运动异常等定期评估下肢血

液循环情况。

2. 活动指导

（1）注意保护下肢，避免穿着过紧的长裤而影响下肢血液循环。

（2）卧床期间将床尾抬高，或用软枕垫高，使下肢高于心脏20～30cm，以促进静脉回流，减轻下肢的肿胀和疼痛感。

（3）避免久站久坐，坐位时勿跷二郎腿，以免压迫腘静脉影响血液回流。

（4）避免提重物。

3. 下肢皮肤护理指导

（1）避免外伤，防止尖锐物品碰伤曲张静脉，不可用力摩擦、揉搓皮肤。

（2）皮肤瘙痒患者，告知患者禁止用手抓挠。静脉炎患者遵医嘱可使用多磺酸黏多糖乳膏（喜辽妥）外涂治疗。

（3）曲张静脉一旦破溃出血，应立即就地抬高患肢并按压出血点，及时告知医护人员，进一步予以局部加压包扎等对症处理。

（4）如伴有下肢溃疡，应保持创面清洁干燥，积极配合换药。

4. 饮食指导　多吃蔬菜水果、杂粮等含粗纤维的食物，禁辛辣、刺激饮食，以低盐、低脂、清淡饮食为宜。保持大便通畅，不要用力解大便，避免腹内压增高影响下肢血液循环。

5. 其他　参见第一章第一节血管外科开放手术入院教育相关内容。

术前教育

---

1. 物品准备　护理人员会遵医嘱准备梯度压力袜和弹力绷带。

2. 皮肤准备　医护人员会对患肢曲张静脉区域进行标记和检查，注意手术标记后不能洗澡或局部擦拭，避免标记不清晰而影响手术。

3. **其他**　参见第一章第一节血管外科开放手术术前教育相关内容。

术后教育

1. **活动指导**　手术当天应卧床休息，可抬高患肢或行踝泵运动，利于静脉回流，预防肢体肿胀的发生。不管单侧肢体手术还是双下肢手术，若伤口无明显疼痛和不适，都应尽早下床活动。

2. **压迫治疗**　同本节入院教育中相关内容。

3. **伤口护理指导**　患肢应用弹力绷带包扎或直接穿着梯度压力袜期间出现肢体麻木、皮肤颜色苍白/青紫、皮肤发凉等情况，及时告知医护人员，医护人员会根据肢体远端的皮肤温度、颜色、足背动脉搏动等情况进行处理，勿自行调整松紧度，必要时联系医护人员。

4. **饮食指导**　脊椎麻醉术后禁食6h后可遵医嘱进食半流质或普食（局麻不需要禁食），具体根据患者手术麻醉方式和基础疾病而定。

5. **伤口护理指导**　待伤口愈合后再沾水。在伤口没有完全愈合之前，不建议洗澡，以免伤口感染，导致伤口愈合缓慢。平时可使用毛巾擦拭伤口周围皮肤，以保持皮肤清洁。

6. **其他**　参见第一章第一节血管外科开放手术术后教育相关内容。

出院教育

1. **行为与活动指导**　建议平时穿着梯度压力袜。其他内容同本节入院教育中相关内容。

2. **压迫治疗指导**　若梯度压力袜外缠绕弹力绷带进行加压

治疗，患者出院后1~2d（或根据医嘱）可自行拆除弹力绷带。梯度压力袜应坚持长期穿着，防止静脉曲张复发并预防静脉炎。注意事项同本节入院教育中相关内容。

3. **随访**　告知患者出院后若出现以下情况应及时就诊：下肢疼痛；下肢出现烧灼感或刺痛感、瘙痒、水肿、溃疡；肢体麻木或局部硬结等。

4. **其他**　参见第一章第一节血管外科开放手术出院教育相关内容。

二、硬化剂注射术

入院教育

1. 同本节大隐静脉高位结扎＋曲张浅静脉抽剥术入院教育中相关内容。

2. **其他**　参见第一章第二节血管外科腔内手术入院教育中相关内容。

术前教育

1. **物品准备**　护理人员会遵医嘱准备梯度压力袜和弹力绷带。

2. **皮肤准备**　医护人员会对患肢曲张静脉区域进行标记和检查，嘱患者手术标记后不能洗澡或局部擦拭，避免标记不清晰而影响手术。

3. **手术配合要点**　向患者讲解硬化剂使用方法和术中应采取的合适体位，注射过程中如有呼吸困难等不适，及时告知医护人员，以警惕硬化剂过敏反应的发生。

4. **其他**　参见第一章第二节血管外科腔内手术术前教育中相关内容。

术后教育

1. 压迫治疗指导　硬化剂注射结束后，采用弹力绷带持续包扎或嘱患者持续穿着梯度压力袜，建议穿着梯度压力袜至少4周。

2. 并发症观察及预防

（1）**血栓性浅静脉炎**：硬化剂注射术后最常见的不良反应为浅表静脉周围皮肤发红、疼痛并伴有条索状物，一般发生于术后1~2周。可遵医嘱使用多磺酸黏多糖乳膏（喜辽妥）外涂治疗，并坚持穿着梯度压力袜。

（2）**色素沉着**：部分患者可出现局部皮肤颜色的改变，多数色素沉着可在术后6~12个月内自行消失。皮肤白皙的患者，术后注意手术部位皮肤防晒。

3. 活动指导　行硬化剂术后一般可立即下床活动，但勿提拎重物。

4. 饮食指导　患者术后可正常饮食，应避免进食辛辣、刺激食物。

5. 其他　参见第一章第二节血管外科腔内手术术后教育相关内容。

出院教育

1. 随访　患者术后2周内进行首次随访，了解局部治疗效果，减少并发症的发生。后期医护人员会定期随访评价患者下肢症状改善程度、有无静脉曲张复发等。

2. 活动指导　术后2周避免重体力劳动，尽量避免长途旅行。

3. 其他　同本节大隐静脉高位结扎＋曲张浅静脉抽剥术出院教育中相关内容。

第二节　深静脉血栓形成

概述

深静脉血栓形成（deep venous thrombosis，DVT）是指血液在深静脉内不正常凝结引起的静脉回流障碍性疾病，多发生于下肢。血栓脱落可引起肺动脉栓塞（pulmonary embolism，PE），两者合称为静脉血栓栓塞症（venous thromboembolism，VTE）。该疾病常见的手术方式包括下腔静脉滤器（inferior vena cava filter，IVCF）置入术、导管接触性溶栓（catheter-directed thrombolysis，CDT）、机械性血栓清除术（percutaneous mechanical thrombectomy，PMT）、经皮血管成形术（percutaneous transluminal angioplasty，PTA）和支架植入术等。下肢深静脉血栓形成见图2-2。

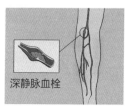
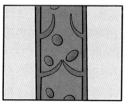

静脉血流滞缓

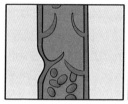

静脉壁损伤

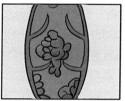

血液高凝状态

图2-2　下肢深静脉血栓形成

入院教育

1. 行为与活动指导

（1）急性期（发病≤14d）患者需要绝对卧床休息，大小便均需在床上完成，床上活动时避免患肢动作幅度过大，禁止按摩、热敷患肢，防止血栓脱落。

（2）慢性期（发病>14d）患者卧床期间建议抬高患肢，行踝泵运动，以促进静脉血液回流，鼓励患者在病情允许的情况下，下床活动锻炼。

2. 压迫治疗指导

根据医护人员指导采用压迫治疗，主要为穿着压力二级梯度压力袜，梯度压力袜指导参见第二章第一节下肢浅静脉曲张入院教育相关内容。

3. 病情观察

（1）评估双下肢血液循环：医护人员会定期根据患者下肢的皮肤温度、颜色、足背动脉搏动，有无感觉异常、肢体麻木等评估下肢血液循环情况，以了解肢体病变程度。同时，医护人员会测量双下肢腿围，评估肢体肿胀情况，并动态调整梯度压力袜的尺寸。若出现患肢疼痛，护理人员会遵医嘱用药。

（2）预防肺动脉栓塞：若栓子脱落，会出现胸闷、气促等表现。如果出现呼吸困难，应及时告知医护人员。遵医嘱吸氧，并配合行心电监护监测生命体征变化。

4. 抗凝治疗

抗凝治疗主要包括皮下注射低分子肝素和口服抗凝药物等。口服抗凝药物较常见的为利伐沙班和华法林。利伐沙班使用时应注意，10mg剂型的利伐沙班有较高的生物利用度，空腹和随餐服用均可。而15mg和20mg剂型的利伐沙班如果空腹服用，胃内不能完全吸收，因此，15mg和20mg剂型的利伐沙班推荐与食物同服，以增加在胃内吸收的时间。服用华法林期间，应将国际标准化比值（INR）维持在2.0~3.0，根据医嘱调整药物剂量。抗凝治疗期间注意观察有无出血并发症的发生，如出现全身皮肤黏膜散在出血点、伤口出血、血便和/或血尿、眼底出血等情况，严重时可能会发生脑出血，应提高警惕，及时告知医护人员对症处理。

5. **其他**　参见第一章第二节血管外科腔内手术入院教育相关内容。

术前教育

1. **物品准备**　遵医嘱告知患者家属提前准备压力二级的梯度压力袜。

2. **其他**　参见第一章第二节血管外科腔内手术术前教育相关内容。

术后教育

1. **体位与活动指导**　行IVCF置入术、PMT、PTA和支架植入术等患者，穿刺侧肢体伸直6～12h；行CDT的患者，其间置管侧肢体和患侧肢体均须伸直，卧床期间可行轴线翻身，避免骨隆突处皮肤长期受压而引起压力性损伤。肢体肿胀患者可将患肢抬高20~30cm，有利于下肢静脉回流。

2. **双下肢评估指导**　同本节入院教育中相关内容。

3. **并发症相关指导**

（1）**血红蛋白尿**：行PMT的患者术后尿色可能会呈酱油色，因为血栓清除装置在吸栓过程中会破坏红细胞，导致释放的血红蛋白通过肾脏排泄，引起血红蛋白尿，术后1~2d尿液颜色可恢复正常。建议患者适当增加饮水量，促进尿液的排泄。

（2）**肺动脉栓塞**：新鲜血栓形成或血栓脱落可导致PE的发生，即使安装了滤器，术后仍有可能发生肺小动脉栓塞。PE预防指导同第一章第一节血管外科开放手术入院教育VTE的预防指导中相关内容。

（3）出血：围手术期抗凝药物的使用以及行CDT患者溶栓药物的应用，是术后发生出血的原因之一，主要表现为伤口渗血或发生血肿，也可出现全身皮肤黏膜淤血、泌尿系出血、消化道出血等，严重时可发生脑出血。如发生以上情况，及时告知医护人员，以进行病情的评估。清洁口腔时使用软毛刷刷牙，下床活动避免磕碰，床单保持平整，保持大便通畅，嘱患者大便勿用力，监测血压，避免血压突然升高。

4. 溶栓治疗　行CDT的患者，若躁动，会使用约束带约束，以防止导管受压、滑脱和移位，保证溶栓疗效。需要更换衣裤时应在护理人员协助下进行。鞘管中应用的药物为肝素钠注射液，溶栓导管中应用的药物为尿激酶，给药时长、药物剂量以及泵入的速度医生会根据凝血相关指标调整，故治疗期间需监测凝血功能。

5. 压迫治疗　同本节入院教育中相关内容。

6. 其他　参见第一章第二节血管外科腔内手术术后教育相关内容。

出院教育

1. 下肢护理指导　患者应注意保护下肢皮肤，尤其是存在下肢静脉溃疡者。坚持穿着梯度压力袜至少两年，以有效预防血栓后综合征的发生。穿着注意事项参见第二章第一节下肢浅静脉曲张入院教育相关内容。

2. 药物治疗指导　同本节入院教育中相关内容。如患者出院后需要自行注射低分子肝素，建议使用腹部定位卡，以保证注射部位的合理，避免长时间同一部位注射导致局部硬结、血肿的发生。

3. 下腔静脉滤器取出指导　所有放置IVCF的患者均应规律随访，以判断滤器是否需要被取出或者永久放置，避免滤器放置相关不良事件（如滤器断裂等）的发生。

4. **随访** 嘱患者定期行下肢静脉超声检查查看有无新鲜血栓形成。若出现下肢肿胀、胸闷、呼吸困难等表现，应警惕PE的发生，立即就诊。

5. **其他** 参见第一章第二节血管外科腔内手术出院教育相关内容。

第三节 肠系膜静脉血栓形成

概述

肠系膜静脉血栓形成（mesenteric venous thrombosis，MVT）是一种临床较少见的肠系膜血管阻塞性疾病，通常累及肠系膜上静脉（图2-3）。本病临床表现隐匿，往往缺乏特异性，病情早期主要表现为持续性或进行性腹痛、呕吐等急性肠道淤血导致的症状。治疗方式主要采用腔内治疗，主要为导管溶栓术（如颈静脉入路经肝门静脉置管溶栓术），一旦出现肠坏死迹象，须及时行剖腹探查＋坏死肠段切除术。

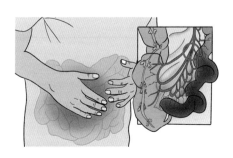

图2-3 肠系膜静脉血栓形成

一、导管溶栓术

入院教育

1. **抗凝治疗指导**　抗凝药物治疗可促进血管再通，降低肠坏死的风险。抗凝治疗期间应注意有无出血，如口腔黏膜出血、眼底出血以及胃肠道出血（呕血、黑便等）、泌尿系出血（血尿等）等表现，严重时可发生脑出血。如出现上述表现，及时告知医护人员，由医生根据患者病情调整抗凝药用药情况。

2. **饮食指导**　有腹痛、呕吐及便血的患者应严格禁食、禁饮，必要时行胃肠减压，一般通过静脉补液供给营养。

3. **病情观察**

（1）**生命体征：**若血栓蔓延，可继发门静脉血栓形成。若不及时处理，会发生感染性休克，出现血压下降、心率增快等休克表现。

（2）**疼痛：**有持续性腹痛的患者，医护应观察患者腹痛的部位、程度、持续时间，判断疾病发展程度，采取针对性措施缓解疼痛，一般不主张采用药物镇痛，以免掩盖病情。

4. **其他**　参见第一章第二节血管外科腔内手术入院教育相关内容。

术前教育

1. **皮肤准备**　手术一般经股动脉或颈静脉入路，需做好患者腹股沟和颈部的皮肤清洁，剪除腹股沟毛发。

2. **其他**　参见第一章第二节血管外科腔内手术术前教育相关内容。

术后教育

1. **体位与活动指导** 经颈静脉入路的患者，颈部应保持直立位，四肢可自主活动，以防颈部大幅度活动导致穿刺处出血；经股动脉入路的患者，穿刺侧肢体保持伸直位直至溶栓导管拔除，可行踝泵运动，以促进双下肢血液回流。一般溶栓导管拔除后2~3d可下床活动。

2. **饮食指导** 存在胃肠道症状的患者，继续予以胃肠减压，胃肠功能恢复后可先进食流质饮食，然后逐渐过渡到普通饮食，禁食油腻、生、冷、硬的食物。

3. **溶栓治疗** 参见第二章第二节深静脉血栓形成术后教育溶栓相关内容。

4. **出血观察指导** 溶栓治疗的最大风险是出血，置管溶栓期间需要经常监测凝血指标，以调整抗凝、溶栓药物剂量。肠系膜上静脉淤血会导致肠壁水肿、广泛黏膜坏死，在溶栓过程中可能出现胃肠道出血，遵医嘱应用保护胃肠道药物进行预防保护。

5. **其他** 参见第一章第二节血管外科腔内手术术后教育相关内容。

出院教育

1. **抗凝治疗** 遵医嘱应用抗凝药物，随意停用抗凝药物可能会导致急性肠系膜上静脉血栓形成。

2. **饮食指导** 宜清淡饮食，少食多餐，禁食生冷、辛辣及油炸食品，宜食高纤维、高蛋白、低脂、低胆固醇食物。

3. **随访** 出院后若出现腹痛、腹胀、腹泻、持续发热、恶心、呕吐、便血等表现，应及时就诊。

4. **其他** 参见第一章第二节血管外科腔内手术出院教育相关内容。

二、剖腹探查＋坏死肠段切除术

入院教育

同本节导管溶栓术入院教育中相关内容。

术前教育

1. **用物准备** 家属提前准备腹带以备术后使用。

2. **其他** 参见第一章第一节血管外科开放手术术前教育相关内容。

术后教育

1. **体位与活动指导** 术后患者床头可抬高，取半坐卧位，配合使用腹带包扎伤口，减轻腹部伤口疼痛的同时还利于伤口引流。打喷嚏、咳嗽时用手轻压伤口两侧腹壁，翻身时随时调整好各引流管，避免重力牵拉造成腹部伤口疼痛。卧床期间可行踝泵运动，以促进下肢静脉血液回流。术后病情平稳的患者在医护人员的指导下鼓励早期下床活动，有利于减少肠粘连等并发症的发生，促进机体恢复。

2. **伤口观察指导** 患者不可随意拆除腹带，若包扎过紧引起呼吸困难，及时告知医护人员调整。术后活动避免大幅度牵拉伤口以及行可引起腹内压增加的动作，以免造成伤口愈合不良。医生会根据伤口渗血、渗液情况和愈合情况定期换药，并每日观察腹部伤口引流液的颜色、性质和量，以评估恢复情况。

3. **生命体征观察** 部分患者术后由于血容量不足而出现心率增快，主诉心慌、口干等，护理人员会为患者监测生命体征，根据排出量合理补液。

4. **饮食指导** 术后应先禁食、禁饮，根据患者麻醉方式和肠道功能恢复情况指导患者进食。

5. **并发症相关指导**

（1）感染：因肠管坏死释放大量炎性因子、坏死组织吸收、禁食等因素，患者易发生感染，出现体温升高、伤口愈合困难、腹痛及腹胀等情况。护理人员会于术后密切观察患者生命体征，必要时行血培养检查，遵医嘱应用抗生素治疗。

（2）短肠综合征：由于部分小肠被切除后，肠道吸收面积显著减少引起消化、吸收功能不良，残存功能性肠管不能维持患者的营养需求，导致机体出现严重腹泻、脱水、消瘦、进行性营养不良、维生素缺乏、水和电解质紊乱及酸碱平衡失调的状况，继而出现代谢功能紊乱、免疫功能下降、败血症及多器官功能衰竭等为主要特征的一系列综合征。营养支持是其最主要、最基本的处理方法，肠内或肠外营养期间若患者有恶心、呕吐、腹胀、腹痛、腹泻等胃肠道反应，护理人员会调整营养液供给速度、浓度、量等。

6. **其他** 参见第一章第一节血管外科开放手术术后教育相关内容。

出院教育

1. **饮食指导** 平时宜少食多餐，避免进食辛辣刺激、产气异味食物，注意营养均衡。留置造口患者病情允许的情况下，宜适量食用粗纤维食物，以使粪便成形，减少粪水对局部皮肤的刺激。

2. **随访** 告知患者若出现持续性腹胀、腹痛等情况，应及时复查。如果腹部伤口出现红、肿、热、痛，应警惕伤口感染，及时就诊。

3. **其他** 参见第一章第二节血管外科腔内手术中出院教育相关内容。

第四节　门静脉血栓形成

概述

　　门静脉血栓形成（portal vein thrombosis，PVT）是指血栓发生在门静脉主干、肠系膜上静脉、肠系膜下静脉或脾静脉（图2-4）。肝硬化是其主要病因之一，患者可出现呕吐、腹痛、腹胀等症状。目前，肝硬化PVT患者可考虑抗凝治疗。对于合并门静脉高压的患者，经颈静脉肝内门腔内支架分流术（transjugular intrahepatic portosystemic set shunt，TIPSS）是其主要手术方式。

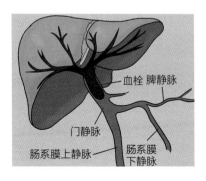

血栓 脾静脉

门静脉

肠系膜上静脉　肠系膜下静脉

图2-4　门静脉血栓形成

入院教育

1. 行为指导

（1）患者应戒烟、酒。

（2）注意休息，保证充足睡眠。

（3）避免剧烈运动。

（4）便秘是诱发肝性脑病的重要因素，平时应保持大便通畅，必要时应用通便药物。

2. 抗凝治疗指导　抗凝治疗可显著提高门静脉的再通率，出血是抗凝治疗期间最常见的不良反应之一，肝硬化患者存在消化道出血风险，且伴有血小板减少症。抗凝治疗期间注意观察有无口腔黏膜出血、眼底出血、胃肠道出血（呕血、黑便等）、泌尿系出血（血尿等）等表现。如出现上述表现，及时告知医护人员，由医生根据患者病情调整抗凝药使用。

3. 饮食指导　进食低盐、低脂、低纤维素、易消化的食物，饮食宜清淡，避免辛辣食物，血氨高者减少蛋白质摄入。

4. 病情相关指导

（1）**出血：**由于肝功能异常导致凝血功能减退，极易发生出血。若患者出现呕血和黑便表现，可能发生了消化道出血。患者平时饮食应避免坚硬食物，以免划伤胃肠道，导致消化道出血的发生。

（2）**肝性脑病：**若患者出现烦躁不安、性格改变、行为改变、睡眠习惯改变、答非所问、意识障碍等表现，怀疑发生肝性脑病。日常生活中应注意预防便秘，防止各种感染以及饮食控制蛋白质的摄入，护理人员会监测患者精神状况和血氨水平。

5. 其他　参见第一章第二节血管外科腔内手术入院教育相关内容。

术前教育

参见第一章第二节血管外科腔内手术术前教育相关内容。

术后教育

1. **生命体征评估**　术后护理人员会密切关注患者的瞳孔、意识以及肢体活动情况，警惕肝性脑病的发生，告知患者配合医护人员对病情的观察。

2. **并发症观察指导**　同本节入院教育中病情观察相关内容。

3. **饮食指导**　同本节入院教育中饮食指导相关内容。

4. **其他**　参见第一章第二节血管外科腔内手术术后教育相关内容。

出院教育

1. **饮食指导**　同本节入院教育中相关内容。

2. **随访**　定期复查，若出现消化不良、腹胀、腹痛、发热等表现及时就诊。

3. **其他**　参见第一章第二节血管外科腔内手术出院教育相关内容。

第五节　巴德-吉亚利综合征

概述

巴德-吉亚利综合征（Budd-Chiari syndrome，BCS）是指各种原因所致肝静脉及其开口以上的下腔静脉阻塞性病变，常伴有以下腔静脉和肝静脉血液回流障碍为特点的肝后型门静脉高压临床综合征（图2-5）。无症状的BCS占15%~20%，最常见的为亚急性起病，表现为腹水、双下肢水肿、上消化道出血等门静脉

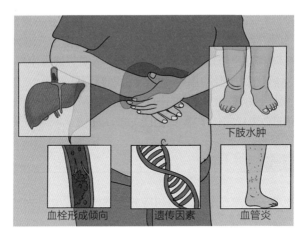

下肢水肿

血栓形成倾向　　遗传因素　　血管炎

图2-5　巴德-吉亚利综合征

高压的体征。目前，经皮穿刺下腔静脉球囊扩张＋支架成形术是BCS首选治疗方法。

入院教育

1. **行为指导**　参见第二章第四节门静脉血栓形成入院教育相关内容。

2. **体位与活动指导**　少量腹水患者，可自由活动，以不感到劳累为宜。若患者腹水严重，影响呼吸或正常活动，应卧床休息，可取半坐卧位，以减轻不适。

3. **饮食指导**　进食高蛋白、高维生素、低脂肪、易消化的食物，忌食辛辣、坚硬的食品。肝功能异常患者，应限制蛋白质摄取量。

4. **双下肢病情观察**　护理人员对下肢肿胀的患者定期评估双下肢情况，包括腿围的测量，下肢的皮肤温度、皮肤颜色、足背动脉搏动，有无感觉异常、肢体麻木等，以了解疾病发展程度。

5. **如发生门静脉高压，出现上消化道出血后的病情观察**   门静脉高压患者应预防食管-胃底静脉曲张破裂出血，对于已发生上消化道出血的患者可能会出现呕血和黑便，应严格禁食、禁水。平时应关注粪便的颜色、性质和量，有呕血的患者，应立即告知医护人员，以观察出血的量、性状。

术前教育

参见第一章第二节血管外科腔内手术术前教育相关内容。

术后教育

1. **饮食指导**   同本节入院教育中相关内容。

2. **病情观察**

（1）**心力衰竭**：指导患者家属如发现患者突然出现呼吸困难、脉速、心悸、大汗、面色苍白、咳粉红色泡沫痰时应及时告知医护人员。医护人员应指导患者取半卧位，减少回心血量，严格控制入量，以免增加心脏负担。

（2）**肺动脉栓塞**：球囊扩张时，狭窄处的小血栓容易脱落，发生肺小动脉栓塞，患者可能出现咳嗽、胸闷、憋喘、呼吸困难等症状。医护人员应做好患者生命体征的观察。

3. **其他**   参见第一章第二节血管外科腔内手术术后教育相关内容。

出院教育

参见第二章第四节门静脉血栓形成出院教育中相关内容。

第六节　肾静脉受压综合征

概述

　　肾静脉受压综合征（nutcracker syndrome，NCS）又称左肾静脉压迫综合征（left renal vein entrapment syndrome，LRVES），是由于左肾静脉在腹主动脉和肠系膜上动脉所形成的夹角处受挤压而引起的一种疾病，主要表现为血尿、蛋白尿、腹痛、盆腔淤血综合征等，男性还会有左精索静脉曲张的表现（图2-6）。该病在年轻人和中年人高发，男女均可患病，多见于体型瘦长者。常见的腔内手术方式是左肾静脉狭窄处血管支架植入术。

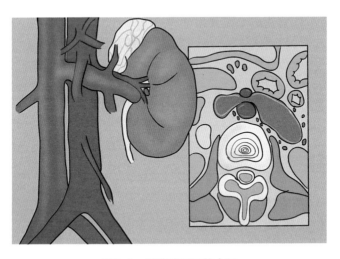

图2-6　肾静脉受压综合征

入院教育

1. 病情观察

（1）**尿液**：护理人员会评估患者尿液的颜色、性质、量，如患者发现出现肉眼血尿，应及时告知医护人员，警惕活动性出血的发生。

（2）**疼痛**：护理人员会观察患者有无腹痛或腰痛，观察并记录患者疼痛的部位和程度，若疼痛可放射到大腿中后部，必要时应遵医嘱应用镇痛药物。

2. 其他 参见第一章第二节血管外科腔内手术入院教育相关内容。

术前教育

1. 饮食指导 无禁忌证时，指导患者术前多饮水，每天2 000ml以上，以达到冲洗尿道，保持尿道通畅的目的。

2. 皮肤准备 手术一般经股静脉入路，护理人员会做好腹股沟区域的皮肤清洁及备皮。

3. 其他 参见第一章第二节血管外科腔内手术术前教育相关内容。

术后教育

1. 病情观察

（1）**尿液**：术后护理人员会观察患者尿液的颜色、性质和量。告知患者术后早期血尿属于正常现象，血尿消失一般需要1~2周。

（2）**其他**：同本节入院教育中相关内容。

2. **其他**　参见第一章第二节血管外科腔内手术术后教育相关内容。

出院教育

1. **活动指导**　术后避免剧烈运动，指导患者活动以有氧运动为主，包括慢跑、散步等，活动时勿做突然下蹲、弯腰等动作，避免撞击腹部。

2. **病情观察**　教会患者自我监测尿液的方法，学会评估尿液的性质、颜色和量，必要时可做尿常规检查，监测肾功能指标，如肌酐、尿素等。

3. **行为指导**　预防呼吸道感染，避免用力咳嗽，平时预防便秘，避免腹压增大影响支架位置。

4. **随访**　出院定期复查，以查看支架有无移位、支架内有无血栓形成等。如出现血尿、腰腹部疼痛等表现，立即就诊。

5. **其他**　参见第一章第二节血管外科腔内手术出院教育相关内容。

第七节　髂静脉压迫综合征

概述

髂静脉压迫综合征（iliac venous compression syndrome，IVCS）是指在盆腔内的髂静脉受邻近组织的压迫，管腔狭窄或闭塞，造成的下肢和盆腔静脉回流障碍性疾病，临床上以右髂总动脉压迫左髂总静脉最常见。IVCS临床阶段分为无症状型、下肢慢性静脉功能不全型和DVT型三种，部分患者可无明显临床症

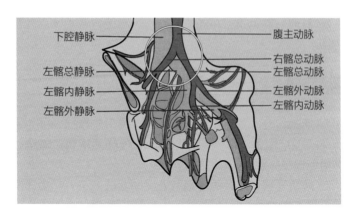

图2-7 右髂总动脉压迫左髂总静脉

状，也可能出现肢体肿胀、疼痛、静脉曲张、皮肤色素沉着等表现。目前，腔内支架植入术已成为IVCS首选治疗方式。右髂动脉压迫左髂总静脉见图2-7。

入院教育

1. **行为指导** 合并DVT的患者，急性期应卧床休息，勿按摩患肢，以免引起栓子脱落，导致PE的发生。下肢肿胀的患者，卧床期间将床尾抬高20～30cm，以促进静脉回流。

2. **活动指导** 无明显临床表现的患者可自由活动。对下肢慢性静脉功能不全型和下肢DVT型患者根据其患肢疼痛、肿胀程度等相关表现进行活动指导，嘱患者注意卧床休息，活动以不感到劳累为宜，避免久站久坐。

3. **病情观察** 参见第二章第二节深静脉血栓形成入院教育相关内容。

4. **抗凝治疗** 参见第二章第二节深静脉血栓形成入院教育相关内容。

5. **其他**　参见第一章第二节血管外科腔内手术入院教育相关内容。

术前教育

1. **物品准备**　护理人员会遵医嘱为患者准备梯度压力袜。
2. **其他**　参见第一章第二节血管外科腔内手术术前教育相关内容。

术后教育

1. **体位与活动指导**　嘱患者术后穿刺侧肢体伸直6~12h，下肢肿胀者床尾抬高20~30cm，卧床期间可行踝泵运动，以促进血液回流，缓解下肢肿胀。

2. **双下肢血液循环评估**　护理人员会定期评估下肢血液循环情况，包括下肢的皮肤温度、颜色、足背动脉搏动，有无感觉异常、肢体麻木等，以了解肢体病变程度。告知患者配合医护人员测量双下肢腿围，以评估肢体肿胀情况，医护人员会根据测量的腿围动态调整梯度压力袜的尺寸。若出现患肢疼痛，及时告知医护人员，可遵医嘱用药。

3. **相关并发症指导**

（1）**出血**：围手术期抗凝药物的应用等因素可导致出血发生，主要表现为伤口渗血或发生血肿，也可出现全身皮肤黏膜淤血、泌尿系出血、消化道出血，甚至脑出血。如发生以上情况，及时告知医护人员。同时，日常清洁口腔时使用软毛刷刷牙，下床活动后避免磕碰，保持大便通畅，保持血压平稳。

（2）**肺动脉栓塞**：下肢DVT型患者术后若栓子脱落，会出现胸闷、气促等表现。若患者出现呼吸困难，及时告知医护人员。遵医嘱进行吸氧，并配合医护人员行心电监护监测生命体征变化。

4. 压迫治疗指导　下肢DVT型患者遵医嘱穿着压力二级梯度压力袜，穿脱时机、穿着时长以及注意事项参见第二章第一节下肢浅静脉曲张入院教育中相关内容。

5. 其他　参见第一章第二节血管外科腔内手术术后教育相关内容。

出院教育

1. 下肢护理指导、药物治疗指导、随访指导　均参见第二章第二节深静脉血栓形成出院教育相关内容。

2. 运动指导　避免重体力劳动以及搬运重物，坐位时勿跷二郎腿等。

3. 其他　参见第一章第二节血管腔内手术出院教育相关内容。

第八节　先天性静脉畸形肢体肥大综合征

概述

　　先天性静脉畸形肢体肥大综合征（Klippel-Trenaunay syndrome，KTS）简称K-T综合征，是一组发生于过度生长肢体的低流速脉管畸形（毛细血管、淋巴管和静脉畸形），是一种少见的先天性周围血管发育异常疾病，主要累及单侧下肢，临床表现为皮肤血管痣（瘤）、软组织及骨肥大、静脉曲张畸形三联征（图2-8）。其中，静脉畸形（venous

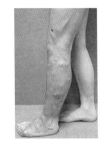

图2-8　先天性静脉畸形肢体肥大综合征

malformation，VM）（静脉扩张）主要采取激光治疗、栓塞术或硬化疗法。

入院教育

1. 行为指导　存在下肢浅静脉曲张或深静脉瓣膜功能不全的患者，避免磕碰病变部位。

2. 活动指导　尽量卧床休息，肢体肿胀患者卧床期间抬高患肢20～30cm，避免长时间站立或行走，坐位时勿双膝交叉。双下肢长度不一致者，活动时借助辅助用具，注意安全，预防跌倒。

3. 压迫治疗指导　在医生指导下选择合适压力的大腿型梯度压力袜，每日晨起活动前或者久站久坐前穿着，于晚睡前脱下。梯度压力袜指导参见第二章第一节下肢浅静脉曲张入院教育相关内容。

4. 病情观察

（1）疼痛：如出现患肢疼痛，护理人员会及时评估疼痛部位、性质、开始时间以及持续时长，必要时通知管床医生，遵医嘱给予患者口服药物和/或辅助疗法（如治疗性按摩）等进行镇痛。

（2）患肢血液循环：医护人员评估并记录患者的患肢皮肤颜色、温度、足背动脉搏动等，以便于与术后对比。

5. 其他　参见第一章第一节血管外科开放手术入院教育相关内容。

术前教育

1. 物品准备　护理人员遵医嘱为患者准备梯度压力袜和/或弹力绷带。

2. 其他　参见第一章第一节血管外科开放手术术前教育相关内容。

术后教育

1. **体位与活动指导**　部分患者硬化剂注射完成后可自行下床活动。

2. **压迫治疗指导**　同本节入院教育中相关内容。

3. **病情观察**

（1）**伤口**：术后勿按压硬化剂注射部位，保持伤口干燥，有渗血渗液或伤口持续胀痛等情况及时告知医护人员。

（2）**患肢评估**：嘱患者配合医护人员评估患肢足背动脉搏动、皮肤颜色、温度、感觉，以判断手术效果。术后若弹力绷带束缚过紧，不可自行松解，应及时告知医护人员以调整至合适的松紧度。

4. **其他**　参见第一章第二节血管腔内手术术后教育相关内容。

出院教育

1. **随访**　下肢不等长的患者应定期进行体格检查和动态的放射学检查。

2. **其他**　参见第一章第二节血管外科腔内手术出院教育相关内容。

第一节　颈动脉狭窄

概述

　　颈动脉狭窄是指由心脏通向脑和头部其他部位的主要血管（颈动脉）出现狭窄，主要由动脉粥样硬化引起（图3-1）。大部分颈动脉狭窄患者早期无临床症状，随着疾病的发展，部分患者可出现短暂性脑缺血发作（transient ischemic attack，TIA）以及缺血性

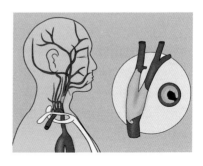

图3-1　颈动脉狭窄

脑卒中，表现为头晕、耳鸣、视物模糊、记忆力减退等，重者可有偏瘫、失语、昏迷等表现。该疾病常见的手术方式包括颈动脉支架植入术（carotid artery stenting，CAS）和颈动脉内膜剥脱术（carotid endarterectomy，CEA）。

一、颈动脉支架植入术

入院教育

1. 行为指导

（1）绝对戒烟。避免烟碱、尼古丁等对血管的刺激，避免其导致脑血管痉挛，影响脑部供血。

（2）注意劳逸结合。避免过度脑力劳动（如长时间看书、思考问题等），保持充足睡眠。

（3）有记忆力减退倾向时可使用笔记本记录重要工作以及日常生活重要事件并时常翻阅，避免遗忘。

（4）保持心情舒畅，心态平和，防止因情绪激动而引发晕厥。

（5）保持大便通畅，不要用力屏气排便。

2. 活动指导

（1）日常活动、外出检查注意安全，既往发生过晕厥、视物模糊等的患者必须有家属陪同或专人陪伴。患者变换体位时避免动作过快、过猛，防止跌倒摔伤。

（2）常用物品如水杯、手机及呼叫器等应尽量放置在触手可及的地方。

（3）指导患者穿着防滑拖鞋，避免跌倒。

3. 饮食指导　指导患者多吃蔬菜、水果、鱼类、豆类等清淡且富含营养的食物。

4. 病情观察

（1）**血压**：高血压可导致动脉粥样硬化，引起或加重颈动脉狭窄。合并高血压患者，术前护理人员会遵医嘱使用降压药有效控制血压。但对术前TIA反复发作患者，使用降压药物时，须观察患者有无头晕、视物模糊等低灌注表现。

（2）**缺血性脑卒中**：颈动脉斑块脱落，顺着动脉血液循环到达脑部，可引起缺血性脑卒中发生。若患者突然出现视物模糊、言语不清、肢体麻木、无力或肢体活动障碍等，及时告知医护人员。

5. **其他** 参见第一章第二节血管外科腔内手术中入院教育相关内容。

术前教育

参见第一章第二节血管外科腔内手术术前教育相关内容。

术后教育

1. **体位与活动指导** 保持术侧下肢伸直24h，防止伤口出血。同时，勿进行大幅度的颈部活动。

2. **用药指导** 为降低患者颅内压，术后可能应用脱水剂，如20%甘露醇，一般20%甘露醇，需要在15~20min内输完，指导患者勿自行调节输液速度，如有头晕、头痛等不适及时告知医护人员。

3. **并发症相关指导**

（1）**脑过度灌注综合征**：CAS术后脑血流恢复，部分患者可能出现脑组织过度灌注而发生脑水肿甚至脑出血，若患者术后出现意识改变或肢体活动障碍，应引起重视。

（2）**脑血管痉挛**：由于支架、导管机械性刺激脑血管或患者情绪紧张，部分患者术后可能出现头痛、肢体麻木等表现。指导患者保持情绪平稳，如有上述表现及时告知医护人员。

（3）**迷走神经反射**：由于术中球囊扩张或支架释放时刺激颈动脉窦，引起迷走神经反射。患者可表现为心动过缓、低血压，严重者可发生心搏骤停。术后给予患者持续心电监护，若患者出现血压、心率降低，护理人员会遵医嘱使用血管活性药物，以保持心率≥60次/min，收缩压≥90mmHg。并指导患者用药期间如有头晕、头痛、呕吐等不适，及时告知医护人员。

4. **其他**　参见第一章第二节血管外科腔内手术术后教育相关内容。

出院教育

1. **活动指导**　嘱患者活动时注意安全，有头晕等不适应立即就地休息，避免发生跌倒。

2. **饮食指导**　同本节入院教育中相关内容。

3. **药物指导**　嘱患者遵医嘱按时、规律服用药物，防止漏服、误服。合并高血压的患者，建议血压控制在140/90mmHg以下；合并糖尿病的患者，随机血糖控制在11.1mmol/L以下；遵医嘱应用他汀类药物进行降血脂治疗；按时服用抗凝、抗血小板药物，以减少心血管事件的发生风险。

4. **功能锻炼**　缺血性脑卒中患者注重恢复期功能锻炼，卧床期间行主动或被动运动，病情稳定后尽早下床活动，防止肢体肌肉痉挛，必要时配合物理治疗如功能电刺激等促进恢复。

5. **随访**　定期随访，术后3个月、半年、1年，以后每年复查颈部血管超声，查看颈动脉支架是否在位，颈动脉有无狭窄。指导患者若出现头晕、头痛、视物模糊等不适表现，及时就诊。

6. **其他**　参见第一章第二节血管外科腔内手术出院教育相关内容。

二、颈动脉内膜剥脱术

入院教育

同本节颈动脉支架植入术入院教育中相关内容。

术前教育

参见第一章第一节血管外科开放手术术前教育相关内容。

术后教育

1. **体位与活动指导** 术后患者床头抬高20~30cm，便于颈部伤口引流，减少颅内灌注。床上翻身或活动时动作幅度不宜过大，警惕伤口引流管打折、滑脱。颈部伤口引流管拔除后，患者生命体征平稳，可下床活动。

2. **饮食指导** 术后进食视伤口恢复情况而定，进食循序渐进，若饮水无呛咳，可尝试喝米汤、藕粉等流质，逐渐过渡到普食。在伤口恢复期间，尽量选择温和、容易咀嚼的食物，以免咀嚼幅度过大影响颈部伤口愈合。

3. **导管指导** 患者卧床休息期间，指导患者避免引流管受压、打折，活动颈部时注意动作缓慢，以防牵拉伤口。引流液由护理人员倾倒。

4. **病情观察**

（1）生命体征：由于术后血容量不足、手术应激、伤口疼痛等因素，血压、心率可能出现大幅度波动。术后持续心电监护，嘱患者注意休息，将血压、心率控制在合适范围，若感到伤口疼痛，及时告知医护人员。

（2）**呼吸道管理指导**：由于手术中气管插管的原因，术后部分患者可能感觉咽喉部有异物感，告知患者此为正常现象。另外，手术伤口在颈部且留置伤口引流管致使患者不敢咳嗽、咳痰，指导患者轻轻咳嗽时用手按压伤口，配合医护人员翻身叩背及雾化吸入以促进痰液排出。

5. **并发症相关指导**

（1）**出血**：伤口局部疼痛、肿胀等是伤口出血的早期表现，指导患者若感觉颈部伤口疼痛、肿胀、引流管中短时间内引流出大量鲜红色血液，及时告知医护人员。护理人员会定期评估伤口引流液的颜色、性质、量，并及时倾倒和记录。床边备用的气管切开包篮，是患者伤口出血发生血肿压迫气管引起窒息时的抢救用物，请勿污染气管切开包篮内各种无菌物品或随意调整位置。

（2）**神经损伤**：颈部神经较丰富，由于术中神经被牵拉刺激或操作损伤等，部分患者术后可能会出现暂时性或永久性的神经损伤，主要表现为声音嘶哑、饮水呛咳、伸舌偏移、鼻唇沟变浅等。

（3）**缺血性脑卒中**：术中阻断颈动脉时间较长，颈动脉血栓形成或者动脉斑块脱落均可引起远端脑动脉栓塞，导致缺血性脑卒中发生，患者可出现意识障碍、头痛、肢体偏瘫、失语等临床表现。术后护理人员会观察患者四肢活动，若发现患者肢体活动障碍或伸舌偏移、言语不清，会及时告知管床医生。

（4）**脑过度灌注综合征**：同本节颈动脉支架植入术术后教育相关指导。

6. 其他　参见第一章第一节血管外科开放手术术后教育相关内容。

出院教育

1. 伤口护理指导　保持伤口干燥、整洁。若出现伤口肿胀、疼痛等及时就诊，以尽早判断伤口有无感染。

2. 随访　可行颈部超声检查定期复查颈动脉情况。若术后出现头晕、肢体活动障碍等情况应警惕脑卒中的发生，须立即就诊。

3. 其他　同本节颈动脉支架植入术出院教育中相关内容。

第二节 椎动脉狭窄

概述

椎动脉狭窄（vertebral artery stenosis，VAS）主要是由于动脉粥样硬化导致椎动脉管腔狭窄的一种脑血管病变（图3-2）。VAS可直接影响大脑后循环灌注。若椎动脉狭窄部位的斑块不稳定而脱落进入椎-基底动脉，可导致TIA或缺血性脑卒中发生，引起小脑、脑干等部位梗塞。椎动脉PTA和支架植入术是目前VAS血运重建治疗的主要手段。

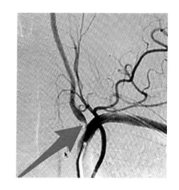

图3-2　椎动脉狭窄

入院教育

参见第三章第一节颈动脉狭窄入院教育中相关内容。

术前教育

参见第三章第一节颈动脉狭窄术前教育中相关内容。

术后教育

参见第三章第一节颈动脉狭窄CAS术后教育中相关内容。

出院教育

1. **随访** 椎动脉再狭窄一般发生于椎动脉支架植入术后一年内，故指导患者术后1个月、3个月、6个月、1年进行随访。以后每年进行1次随访，以评估椎动脉是否再狭窄。

2. **其他** 参见第三章第一节颈动脉狭窄CAS出院教育中相关内容。

第三节 颈动脉体瘤

概述

颈动脉体瘤（carotid body tumor，CBT）是一种起源于颈总动脉分叉处的化学感受器肿瘤，临床较为少见，主要与遗传和高海拔地区慢性低氧刺激有关（图3-3）。大部分患者无明显自觉症状，多以无意中发现颈部无痛性肿块就诊。肿块增大后，

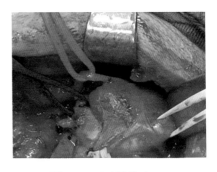

图3-3 颈动脉体瘤

会出现肿块局部胀痛，并可因压迫血管和神经引起相关表现，表现为耳鸣、视力模糊、吞咽困难、声音嘶哑等。颈动脉体瘤切除术是目前CBT唯一有效的治疗手段。

入院教育

1. **行为指导**　平时勿频繁按压、触摸颈部肿块。

2. **活动指导**　无症状患者可正常活动，对于颈部肿块压迫颈动脉引起脑缺血症状的患者，指导参见第三章第一节颈动脉狭窄入院教育中相关内容。

3. **饮食指导**　选择低盐、清淡、富含丰富维生素和纤维素的食物，避免辛辣刺激食物。

4. **病情观察**　CBT由于其发病部位的特殊性，可出现不同的临床表现，如瘤体压迫喉返神经可引起声音嘶哑，压迫臂丛神经引起同侧肢体麻木、疼痛、无力和感觉异常，压迫气管造成呼吸困难，压迫食管造成吞咽困难等。一旦出现上述表现，立即告知医护人员。

5. **其他**　参见第一章第一节血管外科开放手术入院教育相关内容。

术前教育

1. **心理指导**　CBT生长速度缓慢，多数为良性，极少数可发展为恶性。告知患者手术过程以及术后注意事项等。

2. **其他**　参见第一章第一节血管外科开放手术术前教育相关内容。

3. 对于确定开放手术切除之前需要进行血管造影及供血动脉栓塞治疗的患者，参见第一章第二节血管外科腔内手术术前教育相关内容。

术后教育

参见第三章第一节颈动脉狭窄健康教育CEA术后教育中相关内容。

出院教育

参见第三章第一节颈动脉狭窄健康教育CEA出院教育中相关内容。

第四节　颅外段颈动脉瘤

概述

颅外段颈动脉瘤是指颈总动脉、颈内动脉颅外段和颈外动脉及其分支由于动脉全层扩张形成的瘤样改变，最常见病因为动脉粥样硬化，其次是创伤（图3-4）。颈部搏动性肿物为颈动脉瘤最常见的早期体征，颈动脉瘤腔内血栓脱落可导致缺血性脑卒中，随着动脉瘤的增大，还会出现局

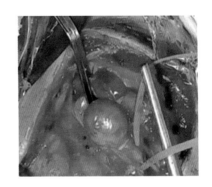

图3-4　颅外段颈动脉瘤

部压迫症状，如声音嘶哑、吞咽困难等。颈动脉瘤瘤体破裂可危及患者生命。目前，颈动脉瘤切除血管重建术是治疗颈动脉瘤的基本治疗方法，随着腔内技术和仪器的进步，也可采用腔内微创的方法治疗颅外段颈动脉瘤，对于巨大的近颅底的颈内动脉瘤，也可采取杂交手术的方法进行治疗。本节主要介绍颈动脉瘤切除血管重建术和颈动脉瘤支架植入术的围手术期健康教育。

一、颈动脉瘤切除血管重建术

入院教育

1. **活动指导** 参见第三章第一节颈动脉狭窄入院教育中相关内容。

2. **病情观察**

（1）脑卒中：若瘤腔内有血栓形成，血栓脱落可导致脑卒中，若患者有头晕、肢体活动障碍、意识改变、肢体麻木、无力等表现，应立即告知医护人员。

（2）颈动脉瘤破裂：动脉瘤破裂会引起颈部出血，甚至窒息，若患者出现颈部疼痛以及呼吸困难等表现，应立即告知医护人员，以警惕是否颈动脉瘤发生破裂。

3. **其他** 参见第一章第一节血管外科开放手术入院教育相关内容。

术前教育

参见第三章第三节颈动脉体瘤术前教育中相关内容。

术后教育

参见第三章第三节颈动脉体瘤术后教育中相关内容。

出院教育

参见第三章第三节颈动脉体瘤出院教育中相关内容。

二、颈动脉瘤支架植入术

入院教育

1. 同本节颈动脉切除血管重建术入院教育中相关内容。

2. **其他**　参见第一章第二节血管外科腔内手术入院教育相关内容。

术前教育

参见第三章第一节颈动脉狭窄术前教育中相关内容。

术后教育

参见第三章第一节颈动脉狭窄术后教育中相关内容。

出院教育

参见第三章第一节颈动脉狭窄出院教育中相关内容。

第五节　主动脉夹层

概述

主动脉夹层（aortic dissection，AD）是指由于各种原因（如遗传性因素、高血压、主动脉粥样硬化等）导致主动脉内膜、中膜撕裂，血液流入造成主动脉内膜与中膜分离，致使主动管脉腔被分隔为真、假两腔（图3-5）。急性AD患者可突发剧烈的胸背部疼痛，若AD进一步发展累及主动脉其他重要分支，可引起相应脏器缺血或灌注不良，AD一旦破裂可危及患者生命。因此，AD确诊后，应立即给予干预。腔内修复术因创伤小、恢复快、效果好，已成为大部分AD的治疗方法，包括单纯腔内手术以及复合手术（腔内联合开放手术）。

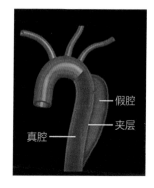

图3-5 主动脉夹层

一、主动脉夹层腔内修复术

入院教育

1. **心理指导** 过度的焦虑、恐惧会使血压上升、心率加快，血压骤然上升，从而使得夹层范围进一步扩大，引起疼痛加剧，导致夹层破裂。指导患者尽量使自己放松，保持平和心态，积极配合治疗。家属做好支持鼓励，减少不必要的探视。

2. **行为指导**

（1）保持充足睡眠，有助于维持血压平稳。

（2）注意增减衣物预防肺部感染，避免频繁咳嗽引起胸腔、腹腔内压力增加。

（3）保持大便通畅，防止不合理的饮食结构、缺乏活动锻炼、药物干扰胃肠道的消化吸收以及紧张情绪等引起便秘或排便困难。用力屏气排便可导致腹内压增加，使AD破裂风险增加。

3. **活动指导**

（1）主动脉夹层急性期（发病≤14d）需要绝对卧床休息，患者可在床上自主活动，如左右翻身、足部行踝泵运动等。护理人员会指导患者床上排便，常规检查如心电图、胸片等安排床边完成，特殊检查如CT等安排专人（必要时医生陪同）使用轮椅或平车护送。

（2）主动脉夹层慢性期（发病＞14d）可下床适当活动，禁止剧烈活动，防止摔倒、碰撞。

4. 用药指导　高血压可使主动脉的弹性程度降低，血管硬化，此时若主动脉壁受到突然变化的压力刺激极易引发AD破裂。因此，指导患者按时服用降压药物，避免因血压波动过大造成不良后果。并向患者及家属详细讲解药物用法、用量及不良反应。对于口服降压药物难以控制的顽固性高血压患者，指导患者住院期间配合医护人员静脉使用降压药物治疗。若患者因血压控制不稳，出现头痛、耳鸣，甚至出现胸背部及腹部疼痛等情况，应及时告知医护人员，患者不可擅自增减药物。

5. 饮食指导　指导患者进清淡易消化、低胆固醇、低脂、低盐饮食。多吃蔬菜水果及杂粮等含粗纤维的食物，避免食用辛辣、刺激食物。如AD累及肠系膜动脉，向患者及家属解释继续进食可能加重肠道缺血，严重者甚至出现肠坏死，必要时根据医嘱禁食水。

6. 病情观察

（1）疼痛：疼痛的部位和性质与AD的进展密切相关，护理人员会观察并记录疼痛的部位、性质、程度、持续时间，对患者的疼痛进行评估，若患者疼痛程度达到用药标准，护理人员会遵医嘱给药。

（2）血压、心率控制：护理人员会密切观察患者血压和心率，适时进行药物治疗，以使收缩压控制在100～120mmHg，心率控制在60～80次/min，防止血压过低影响重要组织器官灌注。

（3）主动脉夹层破裂：患者如果出现持续胸部撕裂样剧痛、呼吸困难、呕血及咯血等表现，此时应高度怀疑AD破裂。入院后护理人员会密切观察患者病情，若发现患者有上述表现，及时通知医护人员，必要时行做好急诊手术准备。

7. 其他　参见第一章第二节血管外科腔内手术入院教育相关内容。

术前教育

1. 备血　告知患者术前备血对于确保手术顺利进行的重要性，取得患者和家属的配合。

2. 其他　参见第一章第二节血管外科腔内手术术前教育相关内容。

术后教育

1. 体位与活动指导　行股动脉、肱动脉穿刺患者，手术侧肢体保持伸直12～24h，下肢可行踝泵运动，上肢可行握拳和松拳等运动。术后第3～4天，生命体征平稳、无疼痛等不适，患者可适当下床活动。

2. 病情观察

（1）生命体征：术后患者进行心电监护，护理人员会密切观察血压、脉搏、呼吸、氧饱和度及意识、肢体活动等情况。遵医嘱控制血压在140/90mmHg左右。

（2）疼痛：护理人员会观察并记录评估患者术后疼痛情况，必要时遵医嘱给予镇痛治疗。

（3）末梢循环观察：术后患者若出现双下肢活动异常、肢体麻木、有冷感等，应及时告知医护人员，警惕术中动脉夹层假腔内栓子脱落堵塞下肢动脉。

（4）主动脉夹层破裂：术后主动脉夹层仍存在破裂风险，指导患者术后保持情绪稳定，遵医嘱按时服用降压药物，必要时使用镇静止痛药物。

3. 饮食指导　同本节入院教育中相关内容。

4. 排泄指导　嘱患者大便勿用力，警惕用力排便引起血压急剧升高，腹腔内压力骤升，从而引起AD进一步撕裂甚至破裂。若术后便秘应及时告知医护人员，采取合理措施。病情未达到下床活动的标准时，不可随意下床排便，以免影响疾病恢复。

5. 并发症相关指导

（1）腔内炎性反应综合征：术后部分患者可出现发热、白细胞升高、血小板、血红蛋白降低等表现，可能与支架植入、手术创伤引起应激反应等有关。护理人员术后会严密观察患者病情，一旦出现发热超过38.6℃、血常规检测结果异常等情况立即通知管床医生。若患者体温升高，但不超过38.5℃，且无明显不适，可先使用冰袋物理降温，多饮水，半小时后复测体温。

（2）截瘫：术中长时间的低血压或手术移植物覆盖肋间动脉等可能导致患者术后出现下肢运动及感觉功能障碍，伴或不伴大小便失禁，发生率为2%～10%。告知患者术后卧床期间自主制动双下肢，若患者术后发生下肢活动障碍等情况，应及时告知医护人员。

（3）肾功能不全：术中使用对比剂对肾功能有一定的损害，且移植物的植入可能影响肾动脉血运，也可导致肾动脉缺血。术后可正常饮食后适量饮水，以帮助对比剂的排出。

（4）内漏：手术移植物锚定位置不佳等原因可导致继续有血流流入AD假腔，所以若患者术后出现胸背部持续性疼痛，应提高警惕。

（5）谵妄：手术麻醉药物的使用、术后入住监护病房缺少家属陪护、术后伤口持续疼痛等均可能引起患者意识行为的改变，出现注意力不集中、情绪突然转变等表现。护理人员会定期评估意识等情况，嘱患者术后放松，视情况进行肢体约束或遵医嘱进行药物干预。

6. **其他** 参见第一章第二节血管外科腔内手术术后教育相关内容。

出院教育

1. **心理指导** 学会自我调整心理状态，调控不良情绪，保持心情舒畅，避免情绪激动。

2. **行为、用药、饮食指导** 同本节入院教育中相关内容。

3. **活动指导** 出院后以休息为主，活动循序渐进，注意劳逸结合。不宜做扩胸运动，避免剧烈运动，可进行慢走、打太极拳等运动。不宜提举过重的物品。

4. **病情观察**

（1）疼痛：若再次出现胸、腹、腰部、后背等部位疼痛及时就诊，警惕夹层复发、内漏等并发症的发生。

（2）血压、心率控制：建议自备血压计定期监测血压，将血压控制在140/90mmHg以下，静息心率<80次/min。若血压控制不良，建议到心血管内科（高血压）门诊接受医生专业指导。

（3）发热：部分患者出院带药中包含解热镇痛药，如吲哚美辛肠溶片，以控制炎症反应。若长期发热，应立即至医院就诊，警惕移植物感染。

5. **伤口指导** 洗澡（盆浴、淋浴等）须等穿刺或切开处伤口完全愈合，可局部擦浴；颈部有伤口者，洗脸须避开伤口处，活动时避免牵拉。平时注意观察伤口有无红、肿、热、痛等情况，如有不适，及时寻求医生帮助。

6. **随访** 出院后定期行CT等检查进行复查，若出现疼痛、持续发热等情况应尽快就诊。

7. **其他** 参见第一章第二节血管外科腔内手术出院教育相关内容。

二、复合手术

入院教育

同本节主动脉夹层腔内修复术入院教育中相关内容。

术前教育

1. **皮肤准备** 配合医护人员进行手术部位皮肤准备。除了进行腹股沟部位手术备皮（上至脐平线，下至大腿上1/3内侧，两侧至腋后线，去除阴毛），还须进行颈部皮肤准备。

2. **其他** 同本节主动脉夹层腔内修复术入院教育中相关内容。

术后教育

1. **体位与活动指导** 行复合手术，如左颈总动脉-左锁骨下动脉人工血管旁路术联合腔内修复术患者，应注意双下肢伸直，避免头颈部活动幅度过大，以免牵拉颈部伤口，造成血管旁路吻合口破裂出血。

2. **导管指导** 患者卧床休息期间，指导患者避免引流管受压、打折。护理人员会加强引流液的观察和倾倒。如有不适，及时告知医护人员。

3. **并发症相关指导** 术后并发症出血、缺血性脑卒中的指导参见第三章第一节颈动脉狭窄CEA术后教育中相关内容。其他同本节主动脉夹层腔内修复术术后教育中相关并发症指导。

4. **其他** 同本节主动脉夹层腔内修复术术后教育中相关内容。

出院教育

颈部伤口指导参见第三章第一节颈动脉狭窄CEA出院教育，其他同本节主动脉夹层腔内修复术出院教育中相关内容。

第六节 腹主动脉瘤

概述

主动脉瘤是因为主动脉中层结构破坏，动脉壁不能承受血液冲击的压力而形成的局部或者广泛性扩张或膨出。腹主动脉瘤（abdominal aortic aneurysm，AAA）指腹主动脉直径扩张或膨出大于正常腹主动脉直径50%（图3-6）。由于正常成人腹主动脉的直径约为2cm，因此，腹主动脉直径＞3cm即可诊断为AAA。多数患者没有明显的临床表现，往往在体检（B超、CT等）或因其他疾病就诊时确诊，身体消瘦者可在腹部扪及"搏动性包块"。

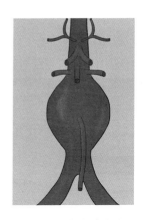

图3-6 腹主动脉瘤

因为AAA瘤腔可进行性增大，最终导致破裂，故又被称为体内的"不定时炸弹"。该疾病手术治疗方法包括腹主动脉瘤腔内修复术与腹主动脉瘤切除＋人工血管置换术。

一、腹主动脉瘤腔内修复术

入院教育

1. 活动指导

（1）平时活动宜轻缓，尽量选择太极拳、散步等节奏慢、运动幅度不大的运动。

（2）部分患者如身材瘦小者腹部可触及包块，切勿用力挤压、碰撞。

（3）避免做引起腹内压增高的动作，如用力排便、快速深蹲等，以免引起AAA破裂。

2. 腹主动脉瘤破裂（ruptured abdominal aortic aneurysms，RAAA）观察指导
如患者突发腹部疼痛或腰背部疼痛、突然感到心慌等，应立即告知医护人员，RAAA患者由于疼痛和失血可能会出现不同程度的烦躁，家属须协助医护人员做好患者安抚，配合完成生命体征的监测和相关检查，以快速明确诊断。

3. 其他
参见第三章第五节主动脉夹层入院教育中相关内容。

术前教育

参见第一章第二节血管外科腔内手术术前教育相关内容。

术后教育

参见第三章第五节主动脉夹层术后教育中相关内容。

出院教育

1. 随访
告知患者出院后若出现以下情况应及时就诊，包

括腹痛、下肢疼痛、持续发热等。3个月、6个月、1年行CT复查，了解移植物有无变形、移位及内漏情况。

2. **其余**　参见第三章第五节主动脉夹层出院教育中相关内容。

二、腹主动脉瘤切除＋人工血管置换术

入院教育

同本节腹主动脉瘤腔内修复术入院教育中相关内容。

术前教育

参见第一章第一节血管外科开放手术术前教育相关内容。

术后教育

1. **体位与活动指导**　术后腹部伤口予以腹带包扎完好，勿随意拆除。如腹带包扎过紧，引起胸闷等，及时告知医护人员，由医护人员调节松紧度，不可自行拆解；如腹带上出现渗血渗液，应及时告知医护人员换药。

2. **生命体征评估**　术后持续心电监护，护理人员会密切观察患者的心率、血压、血氧饱和度等变化，以结合病情观察患者有无血容量不足等情况。心率、血压控制指导参见第三章第五节主动脉夹层术前教育中病情观察指导相关内容。

3. **伤口观察指导**　参见第二章第三节肠系膜静脉血栓形成术后教育中相关内容。

4. **并发症指导**

（1）**出血**：观察伤口敷料处有无渗血渗液，若渗血渗液速度较快、量较多，则立即通知护士。留置腹腔引流管或腹腔冲洗管

期间，观察引流管内引流液的颜色、量、性质，若短时间内引流出鲜红色血液，且量较前明显增多，可能提示腹腔活动性出血，应立即告知护士。

（2）肾衰竭：术中阻断肾动脉或动脉瘤腔内栓子脱落至肾动脉会造成肾功能损伤，术前已有肾功能不全的患者术后更容易发生肾衰竭。若术后患者尿液的颜色、量、性质改变，或出现腰部疼痛等表现，应立即告知护士，必要时行血液透析治疗。

5. **其他**　参见第一章第一节血管外科开放手术术后教育相关内容。

出院教育

1. 伤口指导参见第二章第三节肠系膜静脉血栓形成出院教育中相关内容。

2. 其余同本节腹主动脉瘤腔内修复术出院教育中相关内容。

第七节　主动脉缩窄

概述

主动脉缩窄（coarctation of the aorta，CoA）是一种胸降主动脉的局限性狭窄，通常位于左锁骨下动脉远端，邻近动脉导管连接部位，有16%～31%的患者在青春期或成年才被诊断（图3-7）。主动脉缩窄的临床表现取决于患者年龄、缩窄的严重程度及是否合并心脏畸形等。成人型CoA往往无明显自觉症状，多为体检时偶然发现血压高、上肢血压高于下肢、股动脉搏动减弱或消失后确诊。目前腔内治疗方式主动脉缩窄球囊扩张＋

支架植入术因其创伤小、恢复快，已成为主动脉缩窄患者的首选治疗方法。

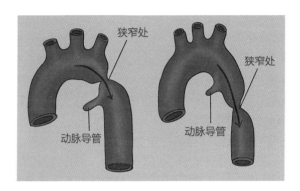

图3-7 主动脉缩窄

入院教育

1. **活动指导** 主动脉长期狭窄致心脏负荷加重，长期如此，心肌细胞受损害，可造成主动脉瓣关闭不全甚至心力衰竭，患者会出现气短、乏力等表现，活动适量，以不感到劳累为宜，如有胸闷、呼吸困难等表现须卧床休息。

2. **血压监测** 因患者双下肢血压明显低于上肢，故平时护理人员会监测四肢血压。

3. **其他** 参见第一章第二节血管外科腔内手术入院教育相关内容。

术前教育

参见第一章第二节血管外科腔内手术术前教育相关内容。

术后教育

1. **血压监测**　由于手术治疗使得狭窄的动脉得以扩张，动脉血液循环重建，因此术后血压会升高。术后护理人员会监测患者四肢血压的变化，并与术前比较。一般高血压患者术后应控制血压小于140/90mmHg，能耐受者和部分心血管风险水平高危及以上的患者可控制血压小于130/80mmHg。警惕血压过低导致重要脏器供血不足引起不适，告知患者维持稳定血压的重要性。

2. **相关并发症指导**

（1）低心排血量综合征：对于严重的肺动脉高压患者，由于肺小动脉壁硬化及管壁增厚和管腔狭窄，使肺血管阻力增高，可能会出现心跳加快、血压下降、四肢发冷等不适表现，术后应予持续心电监护以便病情观察。

（2）截瘫：参见第三章第五节主动脉夹层术后教育中相关内容。

3. **其他**　参见第一章第二节血管外科腔内手术术后教育相关内容。

出院教育

1. **活动指导**　患者应根据心功能级别合理运动，心功能Ⅰ级患者不限制一般体力活动；心功能Ⅱ级患者活动轻微受限，建议心功能Ⅱ级患者增加午休时间，减少一般体力活动；心功能Ⅲ级患者以卧床休息为主，可适量下床活动，可在床上翻身；心功能Ⅳ级患者须绝对卧床休息。患者进行室内与户外活动时以不引起心悸气短为标准。

2. **控制血压平稳**　嘱患者定期监测血压，高血压患者在医生指导下进行药物治疗合理控制血压，血压建议控制在140/90mmHg左右。

3. **随访**　定期行彩色多普勒超声或CTA检查，观察缩窄部位形态程度和范围变化。

4. **其他**　参见第一章第二节血管外科腔内手术出院教育相关内容。

第八节　多发性大动脉炎

概述

多发性大动脉炎（Takayasu's arteritis，TA）又称高安病、无脉病、主动脉弓综合征，是一种发生在主动脉和/或其主要分支的慢性非特异性炎症性动脉疾病（图3-8）。由于TA起病隐匿，临床症状不典型，患者确诊时多已伴有较严重的动脉炎症反应和管腔狭窄。主要临床表现为动脉狭窄引起的局部缺血症

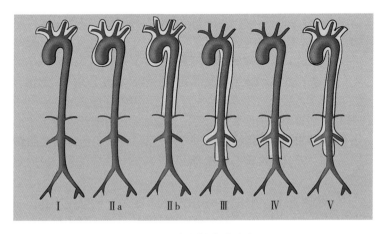

图3-8　多发性大动脉炎

状（包括脑缺血、内脏缺血、肢体缺血等）和无菌性炎症引起的非特异性全身症状。局部缺血症状包括肢体跛行、头晕、头痛、黑朦、晕厥、偏瘫、胸痛等。全身症状包括发热、全身不适、疲劳、盗汗、体重下降、纳差、肌痛、关节炎等。该疾病治疗包括药物治疗、传统开放式手术治疗（如血管旁路术）与腔内治疗（经皮血管成形＋支架植入术）。

入院教育

1. 用药指导　服用激素类药物是治疗该疾病的重要手段，帮助控制炎症。但服药期间，可能会出现满月脸、水牛背、多毛、肥胖、血压升高、低血钾等不良作用。对于儿童或青少年患者，长期使用该类药物还会影响生长发育。因此须根据病情遵医嘱规律服药，为减少药物对胃肠道刺激，建议随餐服用。

2. 病情观察

（1）**多发性大动脉炎累及脑血管**：合并颈动脉和/或椎动脉狭窄/闭塞的患者可能会出现脑缺血症状，表现为晕厥、头晕、眩晕、黑朦、视物模糊、记忆力减退等。有明显症状的患者应注意卧床休息，活动期间做好安全防范，行走途中出现头晕、视物模糊等症状时，立即席地而坐，请求帮助。

（2）**多发性大动脉炎累及肾脏**：患者可能出现少尿、无尿、肾性高血压、腰部疼痛等表现，严重时可导致肾衰竭，必要时须血透治疗。对于顽固性高血压患者，须配合进行降压治疗。

（3）**多发性大动脉炎累及心脏**：患者可能会出现活动后胸闷、胸痛、呼吸困难等心脏缺血表现，应注意卧床休息，减少活动量。

3. 监测血压　该疾病可广泛引起周围血管狭窄或堵塞，引起脉压差增大，甚至部分肢体测不出血压，因而护理人员会监测四肢血压。高血压患者应控制血压＜140/90mmHg。

4. **其他**　参见第一章第二节血管外科腔内手术入院教育相关内容。

术前教育

若患者行腔内手术，参见第一章第二节血管外科腔内手术术前教育相关内容。若患者行血管旁路手术，参见第一章第一节血管外科开放手术术前教育相关内容。

术后教育

1. **多发性大动脉炎累及脑血管，出现颈动脉狭窄或锁骨下动脉狭窄指导**　参见第三章第一节颈动脉狭窄术后教育中相关内容以及第三章第九节锁骨下动脉狭窄术后教育中相关内容。

2. **多发性大动脉炎累及肾动脉，出现肾动脉狭窄指导**　参见第三章第十四节肾动脉狭窄术后教育中相关内容。

3. **多发性大动脉炎累及主动脉，出现主动脉瘤、夹层等病变指导**　参见第三章第五节主动脉夹层术后教育中相关内容以及第三章第六节腹主动脉瘤术后教育中相关内容。

出院教育

1. **用药指导**　应在医生指导下服用激素类药物，期间勿随意减量及停药，以免造成"反跳现象"。

2. **饮食指导**　宜摄入高维生素、优质蛋白质、低脂、低胆固醇、清淡的食物，忌辛辣刺激饮食。长期服用激素，易引起骨质疏松、血钾排出过多，水钠潴留，造成水肿，饮食需要注意低盐、高蛋白，宜进食富含钾、钙的香蕉、柑、橙、山楂、蘑菇等食物。

3. **活动指导** 颈动脉受累狭窄患者，日常生活中体位变化及肢体活动幅度不宜过大，以免引起或加重头晕、晕厥等脑部缺血的症状。肾动脉狭窄的患者应注意控制血压，平时关注尿量是否正常。

4. **其他** 参见TA所累及部位对应章节的出院教育中相关内容。

第九节　锁骨下动脉狭窄

概述

锁骨下动脉狭窄（subclavian artery stenosis，SAS）是指锁骨下动脉因各种原因引起的狭窄或闭塞造成患者上肢处于缺血状态。锁骨下动脉近心端狭窄严重时可由于虹吸作用导致患侧椎动脉反流，窃取脑部血流以供应患侧上肢，从而引起椎-基动脉系统的脑供血不足，造成锁骨下动脉盗血综合征（subclavian steal syndrome，

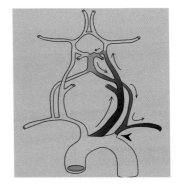

图3-9　锁骨下动脉盗血综合征

SSS）（图3-9）。SAS主要引起患侧上肢缺血和/或后循环缺血的相应症状和体征。上肢缺血表现为患侧上肢间歇性或持续性乏力、麻木、疼痛，患侧上肢血压较健侧低等。脑缺血表现为头晕、耳鸣、视力模糊等。SAS治疗方式包括药物治疗、腔内手术和外科手术治疗，经皮血管成形术（PTA）联合支架植入是最常

见的腔内手术方式，颈动脉–锁骨下动脉旁路术是最常用的外科手术方式。

一、锁骨下动脉经皮血管成形术联合支架植入术

入院教育

1. **血压监测**　患者可出现两侧上肢收缩压差值在10mmHg以上或一侧肢体血压无法测出。所以患者入院时应测量双上肢的血压并告知患者测量目的，血压较低一侧一般为患侧，但是双侧病变时两侧血压也有可能差值不大，故血压以较高值为准。合并高血压的患者，宜规律服用降压药物，尽量控制血压在140/90mmHg左右。

2. **活动指导**　有脑缺血症状的患者应尽量卧床休息，须在家属搀扶下下床走动，如在活动过程中出现头晕等表现，就地休息，避免跌倒事件的发生。存在上肢缺血的患者，患侧肢体会出现不同程度的麻木、疼痛、感觉异常等表现，患者可行握拳、松拳动作，以促进侧支循环的建立。

3. **心理指导**　部分患者可能因上肢桡动脉和 / 或肱动脉搏动无法触及、上肢无力、头晕等症状影响日常生活而焦虑，指导患者放松心态，避免情绪紧张，以免加重脑缺血。

4. **其他**　同第一章第二节血管外科腔内手术入院教育相关内容。

术前教育

参见第一章第二节血管外科腔内手术中术前教育相关内容。

术后教育

1. 体位与活动指导　经股动脉入路的患者穿刺侧肢体伸直12~24h，可轴线翻身；若合并肱动脉穿刺，术侧上肢予以软枕抬高，同时行握拳活动，以减轻肿胀的发生。护理人员会定期评估伤口情况，包括手部皮肤温度、色泽、桡动脉搏动等的改变，谨防出现上肢供血不足的情况。

2. 监测血压　由于血管狭窄后复通，患肢血流重新恢复灌注，血压可逐渐恢复到正常状态。

3. 高灌注综合征观察指导　由于锁骨下动脉狭窄解除后，椎动脉血流方向恢复正向，脑血流量增加，可发生脑过度灌注表现，出现头痛、恶心、呕吐、言语不清等症状，术后护理人员会密切关注患者生命体征变化情况，及时观察血压和意识情况。另外，由于球囊的扩张及支架植入后使狭窄的上肢血管再通，患肢可有不同程度的疼痛及不适，为上肢的再灌注表现，出现上肢疼痛、肿胀、麻木等情况，一般可自行缓解，术后患者可行握拳、松拳运动，以促进血液循环。

4. 其他　参见第一章第二节血管外科腔内手术入院教育相关内容。

出院教育

1. 活动指导　平时可行慢走、散步等轻体力运动。患侧肢体避免提拉重物等超负荷活动，勿行大力甩胳膊等大幅度活动。

2. 血压、脉搏监测　教会患者及家属自行测量血压及监测桡动脉的方法，若出现患侧肢体血压下降或无法测出，桡动脉搏动减弱，皮温降低伴肢体发麻或疼痛，可能发生血管再狭窄，须及时就医。

3. **用药指导**　抗血小板治疗是改善疾病预后的治疗措施之一，患者应掌握服用药物剂量、服药时长以及相关注意事项，切不可随意增减药量，以保证手术治疗效果。

4. **随访**　腔内治疗术后再狭窄主要发生于术后1年内，术后定期随访，以评估有无再狭窄发生。

5. **其他**　参见第一章第二节血管外科腔内手术出院教育相关内容。

二、颈动脉-锁骨下动脉旁路术

入院教育

同本节锁骨下动脉PTA联合支架植入术入院教育中相关内容。

术前教育

参见第一章第一节血管外科开放手术术前教育相关内容。

术后教育

1. **观察评估患肢情况**　护理人员会定期评估患侧上肢皮肤颜色、温度、肱动脉及桡动脉搏动等情况，同时对比术前肢体存在的疼痛、麻木感或无力感等情况，术后评估是否改善。嘱患者经常活动上肢进行功能锻炼，以促进肢体功能的恢复。

2. **血压监测**　同本节锁骨下动脉PTA联合支架植入术术后教育中相关内容。

3. **其他**　参见第三章第一节颈动脉狭窄CEA术后教育中相关内容。

同本节锁骨下动脉PTA联合支架植入术出院教育中相关内容。

第十节　肠系膜上动脉夹层

概述

　　肠系膜上动脉夹层（superior mesenteric artery aneurysm，SMAA）是指不合并主动脉而单独出现的孤立性肠系膜上动脉夹层（图3-10）。临床主要表现为突发剧烈腹痛，常合并不同程度的肠缺血，若疾病进一步发展，严重时会导致肠坏死。针对孤立性肠系膜上动脉夹层，若患者出现肠缺血坏死，须立即开腹行肠切除术。其余患者可行保守治疗，经治后腹痛不能缓解或经CT血管造影证实夹层范围进展者，可行血管腔内治疗。腔内治疗主要包括肠系膜上动脉夹层支架植入术。

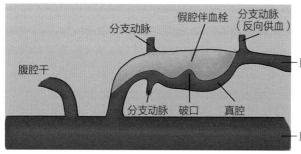

图3-10　肠系膜上动脉夹层

一、肠系膜上动脉夹层支架植入术

入院教育

1. 饮食指导 对于轻度肠缺血，腹痛或呕吐等不明显的患者，嘱其进食清淡、易消化的流质或半流质，如小米粥等，不宜食用油腻食物，以免增加肠道负担。对于肠缺血严重，腹痛难忍、恶心、呕吐明显者，应禁食、禁饮，告知其禁食、禁饮的目的，根据患者腹痛的变化情况确定禁食时间，腹痛好转后给予进食少量流质食物，腹痛消失后逐渐恢复普通饮食。

2. 病情观察

（1）疼痛：肠系膜上动脉夹层临床表现之一为持续性剧烈腹痛，疼痛的加重和缓解能直接反映病情的进展，应密切观察患者疼痛的性质、程度、持续时间，教会患者正确使用疼痛评估工具进行疼痛评估。对于疼痛原因明确的中、重度腹痛患者，遵医嘱进行药物镇痛，缓解患者恐惧和恐惧情绪，避免强效镇痛对病情的掩盖。

（2）肠缺血：肠系膜上动脉为小肠的供血动脉，缺血会导致血液不能满足肠道血供需求，使胃内容物不能进行有效的消化和吸收，从而出现腹痛、恶心、腹胀、呕吐等症状，若缺血不能及时解除，将会引起肠坏死。护理人员会定期评估腹部体征，判断肠蠕动等情况，腹痛、腹胀、呕吐等症状持续不缓解的患者，应持续胃肠减压，以帮助排空胃肠道内容物，减轻肠道负担，缓解症状。禁食期间，患者可通过胃肠外营养（经静脉途径供应患者所需要的营养）维持身体营养均衡。

（3）预防夹层破裂：监测患者血压，理想血压应控制在120/80mmHg以下。嘱患者保持情绪稳定，减少可能增加腹内压的动作，如用力排便、咳嗽等，以预防夹层撕裂或假腔破裂。若患者感到腹部存在持续不缓解的剧烈腹痛，应及时告知医护人员。

术前教育

参见第一章第二节血管外科腔内手术术前教育相关内容。

术后教育

1. **体位与活动指导** 参见第一章第二节血管外科腔内手术术后教育中相关内容。

2. **饮食指导** 胃肠道症状未完全缓解的患者，术后应遵医嘱禁食、禁饮，必要时胃肠减压治疗，给予胃肠外营养。无胃肠道不适的患者，可先从少量流质饮食逐渐过渡到普食，建议少食多餐，避免出现腹胀、腹痛等不适。

3. **病情观察指导** 同本节入院教育中相关内容。

4. **并发症相关指导**

（1）**肠缺血**：手术过程中附壁血栓脱落可能会造成急性肠缺血、坏死，若术后腹痛由阵发性转为持续性且疼痛程度加重，肠鸣音减弱或消失，考虑肠缺血坏死，须立即行手术治疗，患者应做好手术配合。

（2）**支架再狭窄**：支架再狭窄是支架治疗后常见的问题，可能与局部炎症反应、支架血栓形成等有关，会出现腹痛、腹胀等症状。应定期评估腹部体征，遵医嘱应用抗凝药物，以避免支架再狭窄。

（3）**夹层破裂**：可能与术后血压控制不稳、长期便秘等原因造成腹内压持续增高有关。夹层破裂会出现腹部撕裂样疼痛、血压下降等症状，患者术后应保持情绪平稳，血压控制稳定；少食多餐，根据肠道恢复情况进食；若出现排便困难，及时告知医护人员，应用通便药物。

出院教育

1. **病情观察** 指导患者监测腹部体征，如腹痛部位、性质、程度和伴随症状，肠道蠕动情况，有无排便、排气等，若出现突发腹痛、恶心、呕吐或大便颜色、性状的改变，请立即就医。

2. **饮食指导** 饮食宜清淡、营养，保证每日能量供给需求，建议少食多餐，饮食逐渐过渡，以免增加胃肠道负担。

3. **随访** 术后3个月、6个月、1年，以后每年定期行影像学检查，查看有无支架内血栓形成等情况。若患者出现持续性腹痛、恶心等表现，应立即就诊。

4. **其他** 参见第一章第二节血管外科腔内手术出院教育相关内容。

二、肠系膜上动脉重建 / 肠段部分切除术

入院教育

同本节肠系膜上动脉夹层支架植入术入院教育中相关内容。

术前教育

1. **用物准备** 家属应提前准备腹带以备术后使用。

2. **皮肤准备** 皮肤准备范围自两侧剑突肋弓下缘向下至大腿上1/3，两侧达腋中线部位，包括肚脐、会阴区域的毛发。

3. **其他** 参见第一章第一节血管外科开放手术术前教育相关内容。

术后教育

参见第二章第三节肠系膜静脉血栓形成术后教育中相关内容。

出院教育

参见第二章第三节肠系膜静脉血栓形成出院教育中相关内容。

第十一节 肠系膜上动脉狭窄

概述

肠系膜上动脉狭窄是指各种原因引起的肠系膜上动脉狭窄，导致肠道低灌注缺血、肠道急性或慢性缺血，从而导致肠道营养障碍的一类疾病（图3-11）。其临床表现主要与肠道缺血程度相关，由于肠管血液循环障碍，导致肠蠕动减弱或消失，患者可出现腹痛、呕吐等表现，急性肠系膜上动脉缺血可导致肠坏死。该疾病治疗方法包括肠系膜上动脉支架成形术与坏死小肠切除术。

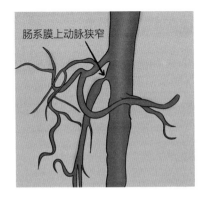

图3-11 肠系膜上动脉狭窄

一、肠系膜上动脉支架成形术

入院教育参见第三章第十节肠系膜上动脉夹层入院教育中相关内容，其中病情观察主要为疼痛和肠缺血。其余围手术期指导参见第三章第十节肠系膜上动脉夹层支架植入术相关内容。

二、部分坏死小肠切除术

入院教育

1. **感染性休克评估**　肠黏膜不易耐受缺血，若肠道缺血时间较长，可导致肠坏死的发生，出现腹痛、反跳痛、腹肌紧张等肠梗阻表现，严重时可发生感染性休克。感染性休克指导参见第二章第三节肠系膜静脉血栓形成健康教育入院教育中生命体征观察相关内容。

2. **其他**　同本节肠系膜上动脉支架成形术入院教育中相关内容。

术前教育

参见第三章第十节肠系膜上动脉夹层行肠系膜上动脉重建／肠段部分切除术术前教育相关内容。

术后教育

参见第三章第十节肠系膜上动脉夹层行肠系膜上动脉重建／肠段部分切除术术后教育相关内容。

出院教育

　　参见第三章第十节肠系膜上动脉夹层行肠系膜上动脉重建／肠段部分切除术出院教育中相关内容。

第十二节　脾动脉瘤

概述

　　脾动脉瘤（splenic artery aneurysm，SAA）是指脾动脉局限性、永久性扩张达正常脾动脉直径1.5倍以上，为最常见的内脏动脉瘤（占60%）（图3-12）。患者常有上腹部疼痛、阵发性绞痛、恶心、呕吐、脾大、甚至肠梗阻表现。绝大多数起病隐匿不易诊断，且有发生破裂的危

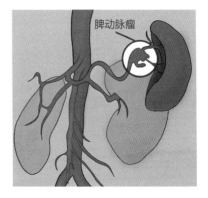

图3-12　脾动脉瘤

险。SAA的治疗目标为降低瘤腔内压力，减少破裂风险。外科手术是最常见的治疗方式，而腔内治疗因并发症少、创伤小等特点，逐渐成为SAA首选手术方式，主要采用支架植入术、栓塞术和支架辅助栓塞术。

入院教育

1. 病情观察

（1）疼痛：如出现脾脏区域疼痛，将疼痛的程度和相关伴随症状告知医护人员，以采取对症措施缓解疼痛。

（2）预防瘤体破裂：活动时勿挤压、碰撞腹部；血压高者，按时服用降压药物。

2. 其他 参见第一章第二节血管外科腔内手术入院教育中相关内容。

术前教育

参见第一章第二节血管外科腔内手术术前教育中相关内容。

术后教育

1. 病情观察 同本节入院教育中相关内容。

2. 并发症相关指导

（1）栓塞后综合征：为栓塞术后最常见的并发症，主要表现包括发热、腹痛、肠梗阻等。在此期间，护理人员会定期监测体温以及复查相关血常规结果，若患者有栓塞后综合征表现，及时告知医护人员，遵医嘱进行治疗。通常对症处理1周左右症状逐渐减轻、消失。

（2）脾梗死：为栓塞术后最严重的并发症。梗死面积较大时患者会出现剧烈腹痛、恶心、呕吐等表现，术后护理人员会严密观察患者生命体征，患者如有不适及时告知医护人员。

3. 抗凝治疗 遵医嘱进行抗凝治疗，勿随意调整药物剂量。其间应注意有无出血并发症的发生，如出现口腔黏膜出血、眼底出血以及胃肠道出血（呕血、黑便等）、泌尿系出血（血尿

等）等表现，及时告知医护人员。

4. **其他**　参见第一章第二节血管外科腔内手术术后教育相关内容。

出院教育

1. **随访**　定期复查支架有无移位、狭窄以及瘤体位置、大小，若术后出现持续性的腹痛、发热，应引起重视，警惕脾梗死的发生，及时就诊。

2. **其他**　参见第一章第二节血管外科腔内手术出院教育相关内容。

第十三节　肾动脉瘤

概述

肾动脉瘤（renal artery aneurysm，RAA）是一种较为罕见的肾血管性疾病，占所有内脏动脉瘤的15%~22%，是动脉壁局部薄弱后所形成的永久性异常扩张，多见于高血压患者、动脉粥样硬化患者（图3-13）。主要表现为高血压、肾区疼痛、血尿、血管杂音、血管内血栓形成、肾实质梗死

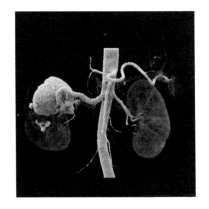

图3-13　肾动脉瘤

等。肾动脉瘤存在破裂危险，瘤体破裂可致后腹膜、腹腔内或肾盂出血，有时可导致失血性休克甚至死亡。该疾病目前常见的手术方式为肾动脉瘤栓塞术、肾动脉瘤腔内修复术。

入院教育

1. 行为指导 指导患者尽量卧床休息，有腰痛及肉眼血尿者须绝对卧床休息。

2. 病情观察

（1）血压控制：由于肾血流量减少，相应支配区域缺血，激活肾素-血管紧张素-醛固酮系统，患者可有顽固性高血压，护理人员会遵医嘱给予降压药物，监测患者血压。

（2）肾功能评估：注意观察尿液的颜色、性质和量，若患者出现少尿、无尿或者肉眼血尿，应及时告知医护人员。

（3）疼痛：及时告知医护人员疼痛的部位、性质、持续时间，若疼痛程度符合给药标准，护理人员会遵医嘱进行镇痛治疗。

（4）预防破裂：护理人员会遵医嘱控制血压，患者避免碰撞、用力咳嗽、排便等，以预防肾动脉瘤的破裂。

（5）其他：参见第一章第二节血管外科腔内手术入院教育中相关内容。

术前教育

参见第一章第二节血管外科腔内手术术前教育中相关内容。

术后教育

1. 病情观察 血压控制、肾功能评估同本节入院教育中相关内容。

2. 对比剂肾病预防指导 由于对比剂的应用，术后会增加患者对比剂肾病的发生风险，指导患者适量饮水，以保证充足的血容量，促进对比剂排出。

3. 其他 参见第一章第二节血管外科腔内手术术后教育中相关内容。

出院教育

1. 血压监测指导 血压高者，遵医嘱服用降压药物，如血压控制不稳，及时于高血压门诊调整药物。每日按时测量血压，将血压控制在合理范围。

2. 肾功能监测指导 参见第二章第六节肾静脉受压综合征出院教育中病情观察相关内容。

3. 随访 定期复查支架有无移位、狭窄以及瘤体位置及大小，若患者出现无尿或持续肾区疼痛，应警惕肾衰竭的发生。

4. 其他 参见第一章第二节血管外科腔内手术出院教育病情观察相关内容。

第十四节　肾动脉狭窄

概述

肾动脉狭窄（renal arterial stenosis，RAS）是指一侧或双侧

肾动脉主干或分支管腔狭窄（图3-14）。主要病因包括动脉粥样硬化、肌纤维发育不良、多发性大动脉炎等。当肾动脉狭窄＞50%，肾脏血流灌注将影响；肾动脉狭窄＞75%则会明显减少肾脏血流量，可导致肾血管性高血压和慢性缺血性肾病。该疾病主要手术方式为肾动脉球囊扩张术和／或肾动脉支架植入术。

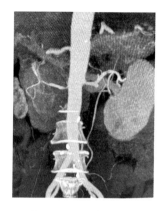

图3-14 肾动脉狭窄

入院教育

1. **血压控制**　药物治疗是肾血管性高血压的基础治疗方式，护理人员会遵医嘱应用降压药，将患者血压控制在130/80mmHg及以下。但肾动脉狭窄引起的高血压，往往药物降压效果不理想，医护人员应告知患者手术治疗对保护肾功能、降低血压的重要意义。

2. **肾功能评估**　参见第三章第十三节肾动脉瘤入院教育中相关内容。

术前教育

参见第一章第二节血管外科腔内手术术前教育相关内容。

术后教育

1. **血压控制**　病程过长的肾血管性高血压，即使肾动脉狭窄解除，血压可能也不会很快恢复正常。一方面是因为患者原本合并高血压，另一方面，病程较长的肾血管性高血压，肾脏缺血时间较久，可使高血压的发生机制由单纯的肾血管性转化为肾血管性合并肾实质性，发展为顽固性高血压。应遵医嘱继续应用降压药物，将血压控制在合理范围，以防止血压过高所致的心血管疾病的发生。

2. 其他 参见第三章第十三节肾动脉瘤术后教育中相关内容。

出院教育

参见第三章第十三节肾动脉瘤出院教育中相关内容。

第十五节　下肢动脉缺血性疾病

概述

下肢动脉缺血性疾病主要包括下肢动脉硬化闭塞症（arteriosclerosis obliterans，ASO）、血栓闭塞性脉管炎（thromboangiitis obliterans，TAO）、急性下肢动脉栓塞等，常见的病因是动脉粥样硬化。发生下肢动脉缺血的患者可出现患肢疼痛、肢体发凉、感觉异常、皮肤色泽改变、动脉搏动减弱或消失、肢端溃疡或缺血性坏疽（图3-15）。腔内微创手术包括支架植入术、吸栓、置管溶栓术等，开放手术进行血管重建的主要方式包括自体大隐静脉或人工血管旁路术等，严重时患者须截肢。

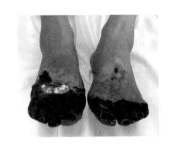

图3-15　缺血性坏疽

一、下肢动脉经皮腔内血管成形术、支架植入术、置管溶栓术

入院教育

1. 行为指导
（1）严格戒烟，并避免被动吸烟。

（2）避免久坐久站以及跷二郎腿，以免影响血液循环。

2. 患肢保护指导
（1）患肢避免受冷、热刺激，修剪趾甲时注意不要损伤皮肤。

（2）注意足部保暖，禁止使用热水袋、取暖器局部加温或用热水泡脚，以免引起烫伤加重组织缺氧，导致坏死。

（3）保持皮肤干燥，穿棉质或羊毛质地袜子，避免过松或过紧，并及时更换，保持鞋袜干燥洁净。

（4）皮肤完整无溃疡者，足部可以涂凡士林护肤。

（5）足部存在溃疡的患者，为防止被子覆盖摩擦导致患者疼痛，可用支被架保护伤口。足部伤口有渗血渗液者，在医护人员指导下应用1∶5 000的高锰酸钾稀释溶液泡足，以促进渗液的吸收，防止伤口感染。

3. 活动指导
出现间歇性跛行（患者从开始走路，或走了一段路程以后，出现下肢酸痛、麻木无力等表现，以至跛行，休息片刻后，症状可以缓解，仍可继续行走，再走一段时间后，上述过程和状态再次出现）的患者活动时应注意休息，以不感到劳累为宜。未达到静息痛期的患者可自行或在家属和护理人员的协助下下床走路锻炼或行Buerger活动（图3-16）。

Buerger活动步骤如下：①患者平卧位，患肢抬高45°，维持1~2min。②然后双足于床旁下垂床边，同时双足做旋转、伸屈活动4~5min。③再平躺休息2~3min，最后连续抬高脚趾、脚

跟10次；如此反复练习，每天数次。Buerger运动过程中若出现胸闷、胸痛等不适，立即停止活动。有静息痛患者尤其溃疡面积较大、缺血程度严重、夜间出现端坐抱膝者加强宣教指导，防跌倒或坠床发生，不能行Buerger运动。

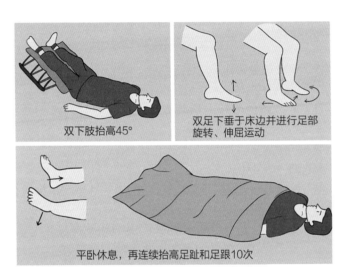

双下肢抬高45°

双足下垂于床边并进行足部旋转、伸屈运动

平卧休息，再连续抬高足趾和足跟10次

图3-16 Buerger运动

4. 病情观察

（1）下肢血运评估：护理人员通过评估双下肢皮肤温度、颜色、疼痛情况、足背动脉搏动以及肢体感觉等来判断下肢缺血情况。

（2）疼痛：护理人员采用视觉模拟评分法、数字评分法、行为疼痛量表等疼痛评估工具对患者疼痛程度进行评估，中、重度疼痛影响其食欲、睡眠及情绪状态时，会遵医嘱给予药物镇痛。

5. 血压、血糖控制指导
护理人员会遵医嘱按时发放降压、降糖药，以将血压和血糖稳定在合理范围，建议控制血压

＜140/90mmHg，控制空腹血糖4.44～6.70mmol/L，餐后血糖6.70～8.90mmol/L。

6. 饮食指导 进食低盐、低脂、低胆固醇饮食，多食用新鲜蔬菜水果，补充维生素。

7. 其他 参见第一章第二节血管外科腔内手术入院教育相关内容。

术前教育

参见第一章第二节血管外科腔内手术术前教育相关内容。

术后教育

1. 体位与活动指导 行下肢动脉PTA、支架植入术的患者，穿刺侧肢体伸直12～24h，术后2～3d可下床活动。行置管溶栓的患者，如经健侧下肢动脉至患侧溶栓，留置管道期间双下肢均要伸直，卧床期间可行轴线翻身，避免骨隆突处皮肤长期受压而引起压力性损伤。下床活动需等患者溶栓导管拔除24h经医生评估后开始。

2. 病情观察 同本节入院教育中相关内容。

3. 并发症观察指导

（1）出血：围手术期抗凝药物的使用和/或溶栓药物的应用，术后可能会发生出血，主要表现为伤口渗血或发生血肿，也可出现全身皮肤黏膜出血、泌尿系出血、消化道出血等表现，严重时可发生脑出血。如发生以上情况，及时告知医护人员。指导患者清洁口腔时使用软毛刷刷牙，下床活动后避免磕碰。

（2）再灌注损伤：缺血的组织恢复血运，可能会出现肢体肿胀、疼痛等表现，较轻者数天内自行缓解。严重的缺血再灌注会形成骨筋膜室综合征，影响心、肾功能，表现为下肢持续肿胀、疼痛、皮肤张力性水疱形成等，必要时须局部切开减压。

（3）蓝趾综合征：肢体的微小血管闭塞引起足趾出现蓝黑色、锯齿状、指压不褪色的斑点，伴或不伴疼痛等表现的综合征，出现蓝趾综合征后不要过于紧张，护理人员会遵医嘱采用扩血管等治疗，部分患者可以缓解症状，无症状患者也可不影响活动。

4. 溶栓治疗　床边置管溶栓的患者，为了保证导管的固定，必要时会使用约束带，以防止导管受压、滑脱和移位，保证溶栓疗效。须更换衣裤时应在护理人员协助下进行。鞘管中应用的药物为肝素钠注射液，溶栓导管中应用的药物为尿激酶，使用微量泵泵入，注射时长、药物剂量以及推注的速度医生会根据凝血相关指标调整，故治疗期间须监测凝血功能。

5. 其他　参见第一章第二节血管外科腔内手术术后教育中相关内容。

出院教育

1. 饮食、行为、患肢保护指导　同本节入院教育中相关内容。

2. 活动指导　鼓励有运动能力的患者坚持步行锻炼，每次30min，每天2~3次，有助于建立侧支循环，若感到劳累，应及时休息。

3. 药物指导　告知患者遵医嘱规范服用抗凝、降压、降糖药物的重要性，服用抗凝药物期间应注意观察有无出血情况，并监测血压、血糖变化，提高患者治疗依从性，减少复发率。其他参见第二章第二节深静脉血栓形成术后教育中抗凝药物指导相关内容。

4. 随访　术后1个月、3个月、6个月、1年行超声随访检查，必要时复查CTA或MRA，评估血管支架通畅情况等，出现肢体发凉、苍白、疼痛表现，应及时就诊。

5. **其他**　参见第一章第二节血管外科腔内手术出院教育相关内容。

二、自体大隐静脉或人工血管转流术

入院教育

同本节下肢动脉PTA、支架植入术、置管溶栓术入院教育中相关内容。

术前教育

参见第一章第一节血管外科开放手术术前教育相关内容。

术后教育

1. **体位与活动指导**　术后宜取平卧位，避免患肢关节过屈挤压、扭曲，以防吻合口撕裂，建议卧床休息1~2周，其间可行踝泵运动，可床上翻身，伤口恢复较好的患者可适当缩短卧床时间。

2. **病情观察**　同本节入院教育中相关内容。

3. **并发症观察指导**

（1）出血：避免患肢活动幅度过大，以免引起吻合口出血，护理人员会定期评估伤口有无渗血以及渗液，若伤口渗血较多，会通知管床医生及时换药，若患者感觉伤口包扎过紧，造成患肢胀痛，及时告知医护人员。

（2）再灌注损伤：同本节下肢动脉PTA、支架植入术、置管溶栓术术后教育中相关内容。

4. **其他**　参见第一章第一节血管外科开放手术术后教育相关内容。

出院教育

同本节下肢动脉PTA、支架植入术、置管溶栓术出院教育中相关内容。

三、截肢术

入院教育

同本节下肢动脉PTA、支架植入术、置管溶栓术入院教育中相关内容。

术前教育

参见第一章第一节血管外科开放手术术前教育相关内容。

术后教育

1. **体位与活动指导**　术后取平卧位，予以适当抬高患肢，减轻肢体肿胀。卧床期间注意活动臀部，以预防压力性损伤的发生。患肢伤口引流管拔除后可行半卧位，一般术后1周恢复良好可进行功能锻炼。

2. **残端保护**　残端伤口会予以纱布包扎完好，留置伤口引流管，翻身活动时保持管道通畅，勿打折受压。医护人员会定期评估伤口有无渗血渗液，并及时换药。高位截肢患者若床上排便污染伤口敷料，及时告知医生予以换药。通常术后会准备一根止血带悬挂于床尾，以备残端出血时使用，嘱家属勿随意移除。

3. **幻肢痛评估**　幻肢痛是截肢患者特有的体征，为患肢截肢后患者仍感觉患肢疼痛。告知患者患肢已截肢的事实，如疼痛难忍，护理人员会遵医嘱给予镇痛药物。

4.**其他**　参见第一章第一节血管外科开放手术术后教育相关内容。

出院教育

1.**功能锻炼**　患者生命体征平稳后应在康复治疗师指导下戴假肢练习行走，活动时宜循序渐进，告知患者跌倒风险，预防跌倒发生。

2.**随访**　如出现以下情况应及时就诊：残端疼痛、出血或伤口愈合不良。

3.**其他**　参见第一章第一节血管外科开放手术术后教育相关内容。

第十六节　急性动脉栓塞

概述

急性动脉栓塞（acute arterial embolism，AAE）是指心脏或动脉壁上脱落的血栓或动脉粥样硬化斑块及其他栓子随血流向远端流动，停留在直径相当的动脉内，导致肢体或内脏器官急性缺血甚至坏死的一种病理过程。急性动脉栓塞易发生在动脉分叉部位，以肢体动脉栓塞最常见，下肢动脉栓塞多于上肢动脉。可发生于任何年龄，尤其好发于患有心房颤动、冠心病、风湿性心脏病等疾病的人群。此病起病急、发展快，若不及时治疗可使组织与脏器受损、终身残疾，甚至危及生命。本章节主要介绍急性下肢动脉栓塞的健康教育。

急性下肢动脉栓塞（acute arterial embolism of lower limb）是指血栓或其他栓子造成下肢动脉的急性闭塞，从而导致下肢缺血甚至肢体坏死。主要临床表现为疼痛（pain）、皮肤苍白（pallor）、动脉搏动消失（pulselessness）、

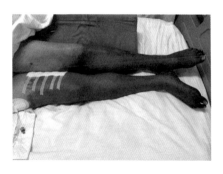

图3-17　双下肢动脉栓塞

皮温降低（poikilothermia）、感觉异常（paresthesia）、运动障碍（paralysis），简称"6P"征，是血管外科常见急症之一。急性下肢动脉栓塞手术方式包括切开取栓、机械吸栓、置管溶栓等。双下肢动脉栓塞见图3-17。

一、下肢动脉置管溶栓术

下肢动脉置管溶栓术指导参见第三章第十五节下肢动脉缺血性疾病行下肢动脉PTA、支架植入术、置管溶栓术围手术期指导相关内容。

二、下肢动脉切开Fogarty导管取栓术

入院教育

参见第三章第十五节下肢动脉缺血性疾病行下肢动脉PTA、支架植入术、置管溶栓术入院教育中相关内容。

术前教育

参见第一章第一节血管外科开放手术术前教育相关内容。

术后教育

1. **体位与活动指导**　患者术后应采取平卧位，术侧肢体须自然伸展，避免肢体蜷曲及大幅度活动，以防伤口裂开，导致出血的发生。卧床期间可行踝泵运动，以促进血液回流。下床活动时间由切口恢复情况决定，以免下床过早导致伤口愈合不良。

2. **病情观察**　下肢评估和疼痛评估参见第三章第十五节下肢动脉缺血性疾病行下肢动脉PTA、支架植入术、置管溶栓术入院教育中相关内容。

3. **并发症观察指导**　出血和再灌注损伤指导参见第三章第十五节下肢动脉缺血性疾病行下肢动脉PTA、支架植入术、置管溶栓术术后教育中相关内容。

4. **其他**　参见第一章第一节血管外科开放手术术后教育相关内容。

出院教育

参见第三章第十五节下肢动脉缺血性疾病行下肢动脉PTA、支架植入术、置管溶栓术出院教育中相关内容。

第一节　动静脉瘘

　　动静脉瘘（arteriovenous fistula）是动脉与静脉间出现不经过毛细血管网形成的异常通道。可分为两类：①先天性动静脉瘘，起因于血管发育异常；②后天性动静脉瘘，大多数由创伤引起和人为手术建立的血液透析通路。本节主要介绍血液透析通路（后天性动静脉内瘘）相关健康教育。

　　后天性动静脉内瘘是动静脉内实施的血管吻合手术，主要用于建立长期血液透析的通路（图4-1）。将上肢血管动脉和静脉吻合，使静脉动脉化，静脉血流量增大，以保障血液透析时血流量充足，从而进行持续性血液透析。动静脉内瘘是目前持续时间最长的永久性血管通路，包括自体动静脉内瘘术及人工血管动静脉内瘘术。

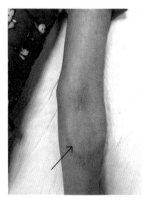

图4-1　后天性动静脉内瘘

入院教育

　　1. 行为与活动指导　平时注意保护好造瘘侧手臂，避免磕碰，为手术造瘘准备。

2. **饮食指导**　选择高蛋白、高热量、高维生素饮食，患者肾功能不全时，应限制蛋白质、水分的摄入量。

3. **其他**　参见第一章第二节血管外科腔内手术入院教育相关内容。

术前教育

参见第一章第二节血管外科腔内手术术前教育相关内容。

术后教育

1. **体位与活动指导**　术后12～24h患者应卧床休息，术侧肢体伸直用软枕垫高，行握拳动作，以后每天术侧肢体可用握力器进行锻炼，每次15min，每天3次，促进血液回流，减轻水肿。

2. **行为指导**　嘱患者造瘘肢体不要用力过度，不能提重物，禁止在手术侧肢体进行穿刺输液、抽血、测血压等操作，以免引发出血、瘘管闭塞等情况。内瘘未成熟前，不得使用该通道进行透析。

3. **病情观察**　护理人员会及时通过术侧肢体的皮肤颜色、温度、动脉搏动来评估穿刺侧肢体的情况，若患者内瘘部位疼痛、塌陷或有硬包块，触诊内瘘震颤减弱、无搏动、无弹性或者远端肢体出现苍白、发绀、温度降低等情况，护理人员会及时告知管床医生。

4. **其他**　参见第一章第二节血管外科腔内手术术后教育相关内容。

出院教育

1. **行为指导**　造瘘侧肢体不能提重物，避免硬物或外力碰撞，不宜穿紧身衣、佩戴金属配饰，避免扎伤、划伤及压迫手术侧肢体，以防血液循环不良导致瘘管闭塞。

2. **自我监测指导**　教会患者及家属每天监测瘘管吻合处有无震颤的血管杂音。用非瘘侧食指和中指并拢触摸内瘘血管，每天睡前、晨起时触摸内瘘血管，如有异常及时就诊。

3. **血透指导**　血液透析前清洁皮肤，血透后24～48h可行局部湿热敷，促进血液循环。参见第五章第六节慢性肾衰竭患者教育相关内容。

4. **复查指导**　造瘘处出现疼痛、出血、震颤音消失、异常膨大等异常情况应立即就诊。

5. **其他**　参见第一章第二节血管外科腔内手术出院教育相关内容。

第二节　动静脉血管瘤

概述

动静脉畸形（arteriovenous malformation，AVM）又称动静脉血管瘤，是由于胚胎期脉管系统发育异常而导致动、静脉直接吻合所形成的血管团块，内含不成熟的动脉和静脉，而且血管团块中没有毛细血管，动静脉之间存在不同程度的直接交通。动静脉畸形通常为单发，可见于全身各个部位，最常见于口腔颌面部，占所有动静脉畸形的50%，其次是四肢和躯干。出生时已经存在，青春期或创伤可刺激瘤体增大，一般不会自发消退。治疗策略主要以介入栓塞为主，辅以开放手术治疗。近年来，在遗传学和病理机制的研究基础上，抗血管生成靶向治疗为AVM提供了新的治疗思路。左上臂动静脉畸形见图4-2。

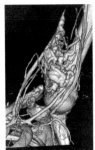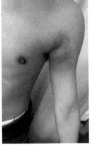

图4-2 左上臂动静脉畸形

入院教育

1. **病变部位保护指导** 避免碰撞、挤压瘤体，以免引起破溃出血。若病变部位疼痛，可遵医嘱服用镇痛药物。

2. **其他** 参见第一章第二节血管外科腔内手术术前教育相关内容。

术前教育

参见第一章第二节血管外科腔内手术术前教育相关内容。

术后教育

1. **体位与活动指导**

（1）颌面部、颈部AVM术后，指导患者抬高床头30°，有利于手术部位血液回流，减轻局部肿胀。在妥善加压包扎的前提下，可轻缓翻身侧卧，交替更换体位。24h后患者下床活动，以促进肢体血液循环和体力恢复。

（2）四肢AVM术后，垫软枕抬高患肢以减轻水肿，指导患者做握拳运动（上肢术后）或踝泵运动（下肢术后），以促进血液循环。上肢患者可立即下床活动，下肢患者术后第1～2日视伤口大小及疼痛情况下床活动。

（3）经股动/静脉入路的患者，股动脉穿刺侧肢体伸直制动12～24h，股静脉穿刺侧肢体伸直制动6～12h，其间可行轴线翻身和踝泵运动，以增加舒适度。

2. 病情观察

（1）如发现行头颈部AVM手术的患者有喉部不适、吞咽困难或呼吸不畅时，警惕颈部血肿发生并及时通知医护人员。

（2）应定时观察行四肢AVM手术患者的患肢血运情况，包括皮肤颜色、温度、动脉搏动及肢体有无肿胀。如发现患者肢体有麻木、疼痛等异常情况需及时告知管床医生。

3. 其他 参见第一章第二节血管外科腔内手术术后教育相关内容。

出院教育

1. 患肢保护指导 嘱患者避免外伤，尤其是小儿，家属应避免患儿抓挠、磕碰。

2. 伤口护理指导 若出现伤口发红，出现皮下血肿、疼痛加剧或渗血、渗液时及时就诊。

3. 随访 出院后3个月、6个月、1年进行复查，以后建议每年进行随访。若病变部位持续疼痛，或瘤体增大，应及时就诊。

4. 其他 参见第一章第二节血管外科腔内手术出院教育相关内容。

第一节　高血压

概述

　　高血压是指在未使用降压药物的情况下，受检者非同日3次测量血压，收缩压（systolic blood pressure，SBP）≥140mmHg和/或舒张压（diastolic blood pressure，DBP）≥90mmHg。SBP≥140mmHg且DBP<90mmHg为单纯性收缩期高血压。若患者既往有高血压病史，目前正在使用降压药物，服药后测血压虽然低于140/90mmHg，也诊断为高血压。24h动态血压监测的高血压诊断标准为：24h平均SBP/DBP≥130/80mmHg；白天≥135/85mmHg；夜间≥120/70mmHg。家庭血压监测的高血压诊断标准为≥135/85mmHg，与诊室血压的140/90mmHg相对应。根据血压升高水平，又进一步将高血压分为1、2、3级（表5-1）。

表5-1　血压水平分类和定义

分类	SBP/mmHg		DBP/mmHg
正常血压	<120	和	<80
正常高值血压	120~139	和/或	80~89

分类	SBP/mmHg		DBP/mmHg
高血压	≥140	和/或	≥90
1级高血压（轻度）	140~159	和/或	90~99
2级高血压（中度）	160~179	和/或	100~109
3级高血压（重度）	≥180	和/或	≥110
单纯收缩期高血压	≥140	和	<90

注：当SBP和DBP分属于不同级别时，以较高的分级为准。

入院教育

1. **心理指导** 了解患者的性格特征和有无引起精神紧张的心理、社会因素，根据患者不同的性格特征给予指导，同时指导亲属要尽量避免各种可能导致患者精神紧张的因素。

2. **行为指导** 吸烟者坚决戒烟，并远离二手烟，避免烟碱对血管的刺激，防止烟碱加重血管痉挛、收缩；保持充足睡眠，有助于控制血压；注意增减衣物，预防感冒，因为咳嗽可引起胸腔、腹腔内压力增加；保持大便通畅，不要用力屏气排便，如有便秘，及时使用通便药物；改变体位时动作宜慢，以免引起体位性低血压。

3. **活动指导** 适当的休息和充分的睡眠对降低血压都有益处。一旦发生高血压危象，则须严格卧床休息。高血压患者须注意调整生活方式，使生活起居有规律，注意劳逸结合，不宜过度劳累，不宜熬夜或通宵工作。

4. **用药指导** 指导患者坚持长期用药，并了解药物的作用及副作用。应向患者说明，服药期间，从坐位起立或从平卧位起立时，动作应尽量缓慢，尤其是夜间小便时，以免血压突然降低导致晕厥。若血压控制不稳，出现头痛、胸背部疼痛等情况，应及时告知医护人员，不可擅自增减药量。

5. 饮食指导

（1）合理膳食：合理膳食可降低人群高血压、心血管疾病的发病率。建议高血压患者饮食以水果、蔬菜、低脂奶制品、富含食用纤维的全谷物、植物来源的蛋白质为主，减少饱和脂肪和胆固醇的摄入。

（2）限制钠摄入，适量增加钾摄入

1）食盐的摄入量<6g/d。所有高血压患者均应限制钠盐的摄入量。主要措施包括：①减少烹调用盐及含钠高的调味品，如味精、酱油；②避免或减少食用含钠盐量较高的加工食品，如咸菜等腌制品；③建议在烹调时尽可能使用定量盐勺，以起到提醒的作用。

2）增加膳食中钾摄入量可降低血压。主要措施为：增加富钾食物的摄入，如新鲜蔬菜、水果和豆类的摄入，肾功能良好者可选择低钠富钾的替代盐。

6. 病情观察

（1）平静状态下测量血压，要求受检者安静休息至少30min后开始测量。

（2）坐位或卧位皆可，测量时，血压计应与心脏同一水平，选择固定的时间，固定的肢体，固定的血压计。

（3）收缩压≥180mmHg时，及时告知医生。

（4）**并发症**：如患者血压急剧升高，同时出现头痛、呕吐等表现时，应考虑发生高血压急症的可能，应立即告知医护人员并严格卧床休息。

出院教育

1. 用药指导　同本节入院教育中相关内容。

2. **饮食指导**　同本节入院教育中相关内容。

3. **控制体重**　指导患者将体重控制在健康范围内（BMI：18.5～23.9kg/m^2，男性腰围＜90cm，女性＜85cm）。控制体重的措施包括控制热量摄入、增加体力活动和行为干预。

4. **戒烟限酒指导**　吸烟是一种不健康行为，是心血管病和癌症的主要危险因素之一。被动吸烟也显著增加心血管疾病风险。因此，应强烈建议并督促高血压患者戒烟。建议高血压患者不饮酒，如饮酒，则应少量并选择低度酒，避免饮用高度烈性酒。每日酒精摄入量男性不超过25g，女性不超过15g，相当于白酒、葡萄酒、啤酒摄入量分别少于50ml、100ml、300ml。

5. **运动指导**　运动可以改善血压水平。建议患者除日常生活的活动外，每周运动4～7d，每天累计30～60min的中等强度运动（如步行、慢跑、骑自行车和游泳等）。运动形式可采取有氧、抗阻和伸展等。以有氧运动为主，无氧运动作为补充。运动强度因人而异，常用运动时最大心率来确定运动强度，中等强度运动为能达到最大心率的60%～70%的运动，其中，最大心率（次/min）=220–年龄（岁）。高危患者运动前须进行评估。

6. **心理指导**　精神紧张可激活交感神经从而使血压升高。对高血压患者进行压力管理，指导患者进行个体化认知行为干预。必要情况下采取心理治疗联合药物治疗缓解焦虑和精神压力。

7. **病情观察**

（1）血压监测：家庭血压监测需要选择合适的血压测量仪器，对患者进行血压自我测量知识、技能和方案的指导。

1）使用经过国际标准方案认证的上臂式家用自动电子血压计，不推荐腕式血压计、手指血压计、水银柱血压计进行家庭血压监测。电子血压计使用期间应定期校准，每年至少校准1次。

2）测量方案：固定时间自测坐位血压，最好在早上起床后、排尿后、服降压药和早餐前。在有靠背的椅子上坐位休息至少5min后，开始测量血压。测血压时，将捆绑袖带的上臂放在桌子上，袖带、水银血压计与心脏同一水平，两腿自然放松、不交叉落地。建议连续测量家庭血压7d，取后6d血压平均值。血压控制平稳且达标者，可每周自测1~2d血压，早晚各1次。

3）详细记录每次测量血压的日期、时间以及所有血压读数，而不是只记录平均值。应尽可能向医生提供完整的血压记录。

4）精神高度焦虑患者，不建议家庭自测血压。

（2）**急危重症处理**：高血压如果不能很好控制，可能会导致高血压急症的发生，出现血压急剧上升，伴随急性心力衰竭、脑出血、肾功能损害，严重者甚至危及生命。若患者存在胸闷、憋气、大汗、剧烈头痛、恶心、呕吐等表现，家属可采取一些紧急处理方法，如让患者平躺、头偏向一侧，同时拨打急救电话，紧急就医。

第二节　冠心病

概述

冠心病全称冠状动脉粥样硬化性心脏病，是指冠状动脉粥样硬化导致心肌缺血、缺氧而引起的心脏病（图5-1）。根据发病特点和治疗原则不同，冠心病分为两大类：①慢性冠心病，包括稳定型心绞痛、缺血性心肌病和隐匿性冠心病等；②急性冠脉综合征，包括不稳定型心绞痛、非ST段抬高性心肌梗死和ST段抬高性心肌梗死。患者主要临床表现取决于受累心脏缺血程度。当冠状动脉管径狭窄达75%以上时，则可产生心绞痛、心肌梗死，甚至猝死。轻者胸闷、气憋，或突然剧痛、四肢厥冷、大汗淋漓。该疾病常见治疗方式包括：药物治疗、介入治疗和外科搭桥手术治疗。本章节主要介绍冠心病介入治疗的相关内容。心绞痛发作见图5-2。

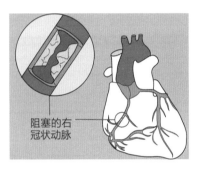
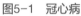

阻塞的右
冠状动脉

图5-1 冠心病

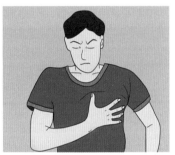

图5-2 心绞痛发作

入院教育

1. **心理指导** 告知患者疾病的发生与预后，减少因误解和不了解造成的心理障碍，恢复患者战胜疾病的勇气和信心。

2. **行为指导** 保持充足睡眠；季节交替注意穿衣保暖，预防感冒；防止便秘，保持大便通畅。

3. **活动指导** 胸痛急性发作时，患者须绝对卧床休息，可在床上自主活动，必要时遵医嘱心电监护，床上排便，特殊检查由专人（必要时医生陪同）使用轮椅或平车护送；疾病处于稳定期时，患者可下床适当活动，禁止剧烈活动，防止摔倒、碰撞。

4. **用药指导** 遵医嘱服用药物，并注意观察服用后的效果，如有不适，及时告知医护人员。

（1）阿司匹林具有抗血小板聚集作用，可降低心肌梗死、脑卒中或心血管性死亡的风险。阿司匹林片建议患者在餐后服用，肠溶片建议空腹服用，用药期间注意有无胃部不适，有无皮下、牙龈出血和便血等。

（2）氯吡格雷可有效减少血小板激活和聚集。冠脉内植入支架的患者，须遵医嘱服用此药，服用时间至少1年，用药期间须注意有无皮下、牙龈出血和消化道出血等不良反应，如发现以上情况及时到医院就诊，不可擅自停药。

（3）替格瑞洛与氯吡格雷属于同一类药物，两者二选一，注意事项同氯吡格雷。

（4）β受体阻滞剂具有降血压、缓解和预防心绞痛发作的作用，患者须遵医嘱服用，而且应定期监测心率、血压，如有不适，及时到医院就诊。

（5）硝酸酯类药物：首选硝酸甘油。心绞痛发作时可舌下含服，1～2min起效，持续作用30min左右。硝酸甘油应贮存在棕褐色的密闭小玻璃瓶中，防止受热、受潮，使用时应注意有效期，每6个月须更换药物。如果含服药物时无舌尖麻刺烧灼感，说明药物已失效，不宜再使用。为避免体位性低血压，患者用药后应平卧片刻。

（6）他汀类药物：常见药物有阿托伐他汀、瑞舒伐他汀、匹伐他汀和辛伐他汀等，此类药物能延缓血管斑块进展，稳定斑块。患者在服用此类药物时，应定期监测肝肾功能以及肌酸磷酸激酶水平。

（7）血管紧张素转换酶抑制剂（ACEI）或血管紧张性受体拮抗剂（ARB）：常见的药物有卡托普利、培哚普利、缬沙坦和奥美沙坦等，患者服药期间，应定期监测患者血压、肾功能和血钾水平。

5. 饮食指导

（1）食物应保持多样化，粗细搭配，平衡膳食，宜多吃蔬菜水果及粗纤维的杂粮等食物，避免进食辛辣刺激食物。

（2）保持健康体重，体质量指数（BMI）控制在18.5～23.9kg/m²。

（3）患者须进食清淡易消化、低盐低脂、低胆固醇的食物，每日食盐量控制在6g以内。

（4）血钾偏低者（血钾＜3.5mmol/L），建议每天摄入绿叶蔬菜，若无糖尿病，还可进食新鲜的橘子、香蕉等补充钾盐。如病情需要，可给予口服补钾或静脉补钾。静脉输注含钾液体时，患者不可随意调节液体的滴速，如输液侧的肢体出现疼痛，应及时告知医护人员。患者需配合医护人员准确记录尿量，如出现少尿、无尿、尿量骤减等情况，应及时到医院就诊。

6. 病情观察

（1）**急性期**：必要时给予患者心电监护，监护期间，患者需配合医护人员取平卧位，不要随意调节仪器开关。患者在护理人员协助下洗脸、擦浴和穿脱衣物，如有头晕、心慌、胸闷或胸痛等不适，应及时告知医护人员。

（2）**稳定期**：患者遵医嘱服用相关药物，配合医护人员做好生命体征的监测，如有头晕、心慌、胸闷或胸痛等不适，应及时告知医护人员。

（3）**血压、心率控制**：患者遵医嘱服用降压药物，积极控制血压、心率。

术前教育

1. **心理指导** 保持心情舒畅，情绪稳定，减轻恐惧心理，避免因精神紧张致血压升高而影响手术，以积极的心态接受手术。若术前入睡困难，可遵医嘱服用镇静药物。

2. **饮食指导** 术前无须禁食、水。

3. **手术日晨指导** 术前取下心电遥测、动态心电图等监测仪器。

4. **其他** 参见第一章第二节血管外科腔内手术术前教育相关内容。

术后教育

1. 体位与活动指导 行桡动脉穿刺者，术后做好加压止血，防止出血。压迫过程中，术侧手可能会出现胀痛感，医护人员须及时观察和处理。术后，若生命体征平稳，无胸闷、胸痛等不适，患者可行下床上厕所、洗脸、进食等简单活动，尽量避免使用术侧上肢。行股动脉穿刺者，患者应卧床约12h，术肢应制动6h。

2. 病情观察

（1）**术后并发症观察及处置**：术后医护人员应监测患者的血压、心率、穿刺部位、心电图，嘱患者如感到胸闷、胸痛、心跳加快等不适，应及时告知医护人员。医护人员应对术后患者加强巡视，尽可能做到并发症早发现、早处置。

（2）**疼痛**：若患者伤口处、胸背部出现疼痛，将疼痛的部位、性质、持续时间告知医护人员，根据患者心电图及生命体征情况判断病情，采取相应的措施。

（3）**血压、心率控制**：同本节入院教育中相关内容。

3. 饮食指导 术后如无不适即可喝水，30min后进食，建议食用高热量、高维生素的流质和半流质。术后无明显禁忌证的患者应少量多次饮水，以促进对比剂的排泄，减少肾脏的负担。术后患者如出现少尿、无尿、尿量骤减、胸闷、气短、不能平卧等，应及时告知医护人员。

4. 并发症的观察指导

（1）**出血、血肿**：行股动脉穿刺者，术后术侧肢体制动，其间在股动脉穿刺处予加压包扎，观察穿刺处有无渗血、渗液，评估患者疼痛水平。行桡动脉穿刺者，活动相对不受限，观察伤口有无渗血、渗液，嘱患者若感到伤口肿胀等不适，及时告知医护人员。

（2）**心脏压塞**：较少见，如有胸闷、胸痛、大汗、心跳加快等不适，应及时告知医护。

出院教育

1. **心理指导**　注意保持情绪稳定，家属应尽可能加强对患者的心理支持，帮助患者适时调控不良情绪，避免情绪起伏过大。

2. **行为指导**　建议患者戒烟，避免被动吸烟，必要时可借助药物戒烟。限制饮酒，对于有饮酒史，且对酒精无禁忌的患者，建议非妊娠期女性每天饮用酒精不超过15g（相当于50度白酒半两），男性每天不超过25g（相当于50度白酒1两）。

3. **体重管理**　建议患者通过有计划的锻炼、限制热量摄取和日常运动来控制体重，目标体质量指数18.5～22.9kg/m^2。减重治疗的初始目标为体重较基线下降5%～10%，达标后，可尝试进一步减重。

4. **活动指导**　大多患者可在出院后1～3周内开始运动康复。运动内容包括3个步骤。

（1）热身运动：多采用低水平有氧运动（图5-3）和静力拉伸（图5-4），持续5～10min，热身运动可放松和伸展肌肉，提高关节活动度和心血管的适应性，降低运动损伤的风险。

（2）训练阶段：包括有氧运动、抗阻运动和柔韧性运动等，其中，有氧运动是基础，抗阻运动和柔韧性运动是补充。

（3）放松运动：包括慢节奏有氧运动和柔韧性训练。通过让运动强度逐渐降低，保证血液再分布，减少关节和肌肉组织的僵硬和酸痛，避免静脉回流突然减少导致的运动后低血压和晕厥。放松运动，根据病情可持续5～10min。

5. **饮食、药物、病情观察指导**　同本节入院教育中相关内容。

6. **伤口护理**　洗澡须等伤口完全愈合，可局部擦浴，避免对伤口的揉搓。平时注意伤口有无渗血、渗液，如有不适，及时寻求医生帮助。

7. **随访**　定期门诊随访，1个月随访一次，如有不适，应及时就诊。

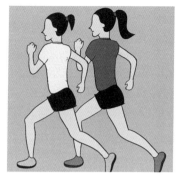

图5-3　有氧运动

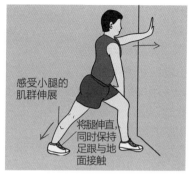

感受小腿的肌群伸展

将腿伸直，同时保持足跟与地面接触

图5-4　静力拉伸

第三节　心力衰竭

　　心力衰竭，简称心衰，是多种原因导致心脏结构和／或功能的异常改变，使心室收缩和／或舒张功能发生障碍，从而引起的一组复杂临床综合征，主要表现为呼吸困难、疲乏和液体潴留（肺淤血、体循环淤血及外周水肿）。心力衰竭患者见图5-5。

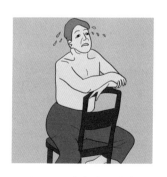

图5-5　心力衰竭患者

入院教育

1. 心理、行为指导　参见第五章第二节冠心病入院教育中相关内容。

2. 活动指导

（1）慢性心衰急性发作期，在生命体征平稳情况下，若患者不需绝对卧床休息，则建议尽早活动，可进行低强度抗阻运动，如使用弹力带、小哑铃；呼吸肌训练，如缩唇呼吸（图5-6）、腹式呼吸（图5-7）。目标是让患者早日下床活动，减少卧床带来的并发症。

（2）病情稳定后，建议进行适当活动，如慢走、静力拉伸等。初始两周，根据个人状态，持续时间可由15min逐渐增至30min，运动频率2～3次/周。待患者适应后，逐渐增加运动强度。

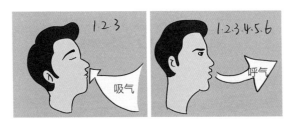

图5-6　缩唇呼吸

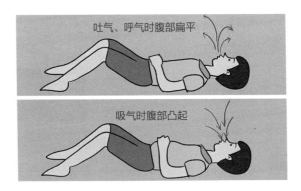

图5-7　腹式呼吸

3. 用药指导

（1）**使用利尿剂的指导**：利尿剂可消除水钠潴留，有效减轻心衰患者的呼吸困难、水肿等表现，改善运动耐量。嘱患者遵医嘱使用利尿剂，并配合医护人员做好尿量的记录及体重的测量，以便医生可根据病情及时调整药物剂量。

（2）**肾素–血管紧张素抑制剂**：此类药物包括ACEI、ARB，能扩张血管，降低血压。嘱患者遵医嘱服药，医护人员定期监测患者血压、血钾及肾功能。

（3）**β受体阻滞剂**：此类药物能改善症状，提高患者的生活质量，降低猝死风险。患者服药期间，医护人员应监测其血压及脉搏，如出现心动过缓（心率<60次/min）、头晕、黑矇等表现，应及时减量或停止药物。

（4）**洋地黄类药物**：此类药物可以改善心衰患者的症状，提高患者的运动耐量。嘱患者遵医嘱服用药物，不可随意增减药量，防止洋地黄中毒的发生。如服药期间出现恶心、呕吐、黄视、绿视、心跳过速或头晕、黑矇等表现，应及时告知管床医生。

4. 饮食指导

建议低脂饮食。患者心衰急性发作时，限制钠摄入<2g/d；心衰稳定期，无需严格限制钠摄入。严重心衰患者应严格控制水的摄入，以1.5～2L/d为宜。

5. 病情观察

（1）**呼吸困难等症状**：若患者呼吸困难、胸闷，护理人员会及时告知管床医生，帮助患者取端坐卧位，给予吸氧，氧流量为2～4L/min，来缓解症状。

（2）**尿量及体重监测**：做好尿量的记录。可下床活动的患者，每天早晨起床排尿后，测量和记录体重，医生应根据患者病情调整药物的使用。

（3）**脉搏及血压的监测**：医护人员应定期监测患者的血压及脉搏。患者如出现头晕、黑矇等不适，应及时告知医生。

出院教育

1. **心理指导** 建议患者保持乐观积极心态，可采用腹式呼吸、肌肉放松、冥想等方式进行减压，必要时遵医嘱使用抗焦虑或抗抑郁药物。

2. **行为指导** 戒烟限酒，酒精性心肌病患者须戒酒。有条件者，每年接种流感疫苗、肺炎疫苗，预防感染。

3. **活动指导** 稳定期患者可进行运动训练，如太极拳、八段锦等。其余同入院教育。

4. **饮食指导** 活动受限的超重和肥胖患者，必须控制饮食，减轻体重，以免增加心脏负荷。

5. **体重监测** 指导患者每日监测体重，如发现体重24h增加＞1.5kg或者2d增加＞2kg，表明液体潴留加重，应及时复诊。

6. **药物指导** 指导患者出院后监测自身体重，以体重每天减轻0.5～1kg为宜。嘱患者利尿剂使用1～2周后，于医院门诊复查血钾和肾功能，防止发生低钾血症。

7. **病情观察** 同本节入院教育中相关内容。

8. **复诊** 出院3个月内建议患者每个月随访1次，以后可延长为每3个月随访一次，其间如有不适，及时复诊。

第四节　心律失常

概述

心律失常是指任何病因引起的心脏冲动起源或／和传导异常。心律失常按其发生原理，可分为冲动形成异常和冲动传导异常两大类；按照心律失常发生时心率的快慢，可分为快速性与缓慢性心律失常两大类。不同的心律失常有不同的诊疗方法。本节以室上性心动过速、房颤等心律失常的根治手术心脏电生理检查＋射频消融术和缓慢性心律失常的根治手术心脏起搏器植入术为例，进行相关健康教育的阐述。

一、心脏电生理检查＋射频消融术

入院教育

1. **心理指导**　嘱患者放松心情，学会自我情绪调节，学习自我放松技巧，如深呼吸、听轻松音乐、读报纸，与护士或者家属、病友交流，分散注意力等。责任护士应主动关心患者，了解患者自身存在的问题和需要了解的知识，给予相应的指导和建议。

2. **行为指导**
（1）规律生活，保持充足睡眠，避免熬夜。
（2）注意增减衣物预防感冒，防止诱发心律失常。
（3）保持大便通畅，不要屏气排便，如有便秘，及时告知护士，护士给予饮食指导，让患者食用香蕉、猕猴桃等富含纤维素高的水果，或者教患者进行腹部环形按摩，促进胃肠蠕动，如效果不佳，遵医嘱使用通便药物。

3. **活动指导**　无器质型心脏病患者应积极参加体育锻炼，调节自主神经功能。良性心律失常患者应适当休息，避免过度劳累；恶性心律失常患者应卧床休息。

4. **用药指导**　嘱患者遵医嘱按时服用抗凝药或抗血小板药物，观察患者有无出血情况，如牙龈出血、血尿和黑便等。若出现明显副作用应及时报告医生，配合调整用药。

5. **饮食指导**
（1）养成良好的饮食习惯，荤素搭配、避免饱餐，戒烟限酒，不饮浓茶或咖啡。

（2）选择清淡易消化的低盐、低脂、低胆固醇饮食。

（3）多吃新鲜蔬菜水果，避免辛辣、刺激食物。

6. **病情观察**　患者如出现胸闷、心慌、出冷汗等不适，应立即通知医护人员，警惕室速、室颤等恶性心律失常的发生。

术前教育

1. **用药指导**　房颤、房扑患者行射频消融术之前，需要遵医嘱服用至少3周的抗凝药物，比如华法林、达比加群或利伐沙班等。如服药频率是每晚1次，则嘱患者术前1d晚上停用抗凝药；如服药频率是每天2次，应嘱患者术前一天晚上及手术当天停用抗凝药；如服药频率是每日1次，应嘱患者术前当天停用抗凝药。

2. **饮食指导**　此手术方式为局麻，患者术前需禁食、禁水4h。

3. **其他**　参见第一章第二节血管外科腔内手术常规的健康教育术前教育中相关内容。

术后教育

1. **体位与活动指导**　射频消融手术既可以通过静脉，又可以通过动脉来完成。大部分心律失常是通过股静脉途径完成的，如窦房结折返性心动过速、房颤、房性心动过速、房扑等，室性早搏、室性心动过速一般是通过股动脉和股静脉途径完成的。患者术后安返病房后，告知并协助患者取平卧位，保持术肢伸直，可行踝泵运动。在没有出血并发症的情况下，静脉穿刺伤口予沙袋压迫2～4h，6h后床上活动视伤口情况方可下床；动脉穿刺伤口予沙袋压迫4～6h，24h后下床活动。如伤口安置动脉血管缝合器者予沙袋压迫伤口2～4h，伤口无渗血渗液者，6h即可下床活动。

2. **饮食指导**　局麻患者术后可进食、进水，饮食宜清淡、易消化。房颤患者行射频消融的部位靠近食管，消融能量可以透过损伤到食管黏膜，因此术后1个月内饮食尽可能吃温凉的软食，不要吃过硬、过于辛辣、刺激的食物，避免对食管造成机械性、化学性损伤。术后1个月内严禁饮酒。向患者介绍术后注意饮食的重要性，防止出现因患者不注意饮而导致食管黏膜损伤可能加重，甚至溃疡破裂，出现心房食管瘘，最终危及生命的情况。房颤消融术后可应用保护胃黏膜药物（如质子泵抑制剂或H_2受体阻滞剂）1～4周，以预防心房食道瘘。

3. **病情观察**

（1）**生命体征：**患者术后需进行心电监护，或者遥测心电监护仪，以方便医护人员及时观察其血压、脉搏等生命体征的变化。

（2）**症状：**患者如感到胸闷、心慌、伤口疼痛等不适，应及时告知医护人员。患者术后，医护人员会及时评估并记录患者生命体征。当患者伤口感到疼痛时，及时告知医护人员。

4. **药物指导**　患者术后遵医嘱服用抗凝药物，如华法林、达比加群酯、利伐沙班等。华法林遵医嘱每早或每晚口服1次，若漏服药物，建议患者不用补服。由于维生素K在绿叶蔬菜中含量高，其会拮抗华法林作用，因而服药期间平时不要过多摄入绿叶蔬菜。利伐沙班服用指导参见第二章第二节深静脉血栓形成入院教育抗凝治疗指导相关内容。服用抗凝药物时要注意观察有无出血表现，如刷牙时牙龈出血、皮肤出现淤青、血尿、黑便等，如有异常及时汇报医生。

5. **并发症的观察指导**

（1）**出血：**避免大幅度运动，以免伤口出血。若伤口渗血、渗液较多或感觉伤口疼痛、下腹部疼痛，应及时告知医护人员处理。

（2）心脏压塞：术后如有心慌、气短、呼吸困难、出冷汗等表现，应及时告知医护人员，警惕心脏压塞的发生。

（3）迷走神经反射：精神紧张、疼痛刺激、血容量不足等原因可能引起迷走神经兴奋导致血压下降、心率下降、面色苍白、出冷汗、恶心呕吐、意识模糊等表现，应及时告知医护人员。

出院教育

1. **心理、行为、饮食指导** 同本节入院教育中相关内容。

2. **活动指导** 嘱患者出院后活动循序渐进，注意劳逸结合，避免剧烈运动，可进行慢走、打太极拳等运动。

3. **药物指导** 服用抗凝药物时如有牙龈出血、皮肤淤青、血尿、黑便等出血迹象，应及时门诊复查凝血功能，在医生指导下调整药物。若使用华法林，须抽血化验凝血指标，要求INR达到2~3，第1周监测INR值2~3次，以后每周监测1~2次，INR达到目标并稳定后改为每个月一次，根据医生建议调整华法林的剂量。告知患者新型口服抗凝药出血风险小，无须监测PT。

4. **自我病情观察**

（1）指导患者掌握测量脉搏的方法，测量部位为桡动脉，方法为食指、中指和无名指3指并拢，指端轻按于桡动脉搏动处，压力的大小以清楚触及搏动为宜，建议测1min（图5-8）。

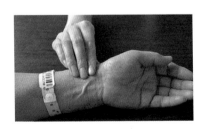

图5-8 测量脉搏的方法

（2）嘱患者若发现以下症状时应及时就医：①脉率<60次/min，伴有头晕或黑矇；②脉率持续>100次/min，伴有心悸、胸闷；③脉搏节律不齐，每分钟间歇达5次以上。

5. 伤口自我护理指导　告知患者待穿刺伤口完全愈合后才能沐浴，其间可以局部擦浴。平时注意观察伤口有无红、肿、热、痛等典型伤口感染情况。如有不适，及时就医。

6. 复诊　告知患者3个月内为房颤术后的"空白期"，其间发生房颤、房扑、房速属于正常反应，在此期间需服用抗凝药物并监测心律。术后3个月、6个月、1年需复查动态心电图、心脏超声以评估房颤发作情况。

二、心脏起搏器植入术

入院教育

同本节心脏电生理检查＋射频消融术入院教育中相关内容。

术前教育

1. 用药指导　为了预防起搏器囊袋及伤口感染，术中、术后须使用抗生素，如存在抗生素过敏史，应及时告知医护人员。术前做青霉素或头孢菌素皮试，皮试期间嘱患者不要用手触摸、按压皮丘，20min内不要离开病房，如有不适及时告知医护人员。

2. 心理、行为、活动、饮食指导　同本节心脏电生理检查＋射频消融术入院教育中相关内容。

3. 其他指导　起搏器一般埋于胸部皮下，术前保持手术皮肤处清洁干燥、完好无破损。

术后教育

1. **体位与活动指导**　术后6h内嘱患者保持平卧位，限制术侧肢体活动，6h后可协助下床后允许在室内轻度活动。在恢复期进行肢体功能锻炼时要嘱患者循序渐进，术后当天上肢伸直、五指伸直再用力握；术后第1天可做屈肘运动（图5-9），上肢伸直，曲肘与身体呈90°，然后恢复原位；术后第2天可做外展运动（图5-10），双手放身体两侧，往两侧伸，不超过30°；术后第3天可做前伸运动（图5-11），上肢尽量往前伸与身体呈90°；术后第4天可做旋肩运动（图5-12），上肢自然下垂，术侧上肢以肩为先轴旋前再旋后；术后第5天可做爬墙运动（图5-13），

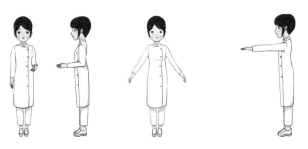

图5-9　屈肘运动　　图5-10　外展运动　　图5-11　前伸运动

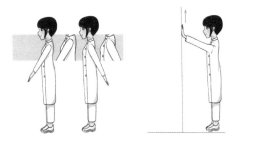

图5-12　旋肩运动　　图5-13　爬墙运动　　图5-14　绕头运动

术侧上肢放于墙壁，逐渐向上爬；术后第6天可做绕头运动（图5-14），术侧上肢抬起从同侧耳部逐渐在枕后摸向对侧。严禁患肢做大幅度甩手动作、过度外展、抬高过肩及患侧肩部负重。

2. 饮食指导　嘱患者术后30min后可进食、进水，可食用高蛋白、高维生素、高纤维的食物，以促进伤口愈合，保持大便通畅。

3. 伤口指导　伤口下方囊袋处压迫沙袋4～6h，保持伤口处清洁干燥。伤口是用组织胶水黏合或缝线，告知患者不宜用力牵拉皮肤或撕下覆盖的纱布，术侧肢体不宜做大幅度动作。对于体质消瘦或胸部皮下脂肪少的患者，起搏器埋藏局部皮肤张力增大，易引起组织缺血缺氧坏死，影响切口愈合，以至起搏器移位露出皮肤。术后伤口如有渗血或红、肿、热、痛等感染表现，应及时告知医护人员。

4. 病情观察　同本节心脏电生理检查＋射频消融术术后教育中相关内容。

5. 并发症观察指导

（1）**出血**：告知患者避免术肢胳膊大幅度运动，以免伤口出血或牵拉起搏器。术后伤口如有渗血、渗液较多或感觉伤口疼痛，及时告知医护人员。

（2）**感染**：密切观察术后伤口周围有无红、肿、热、痛等感染表现，嘱患者若有自觉症状，及时告知医护人员。术后部分患者会出现发热症状，可能与手术创伤引起应激反应有关，一般出现在术后3d内。体温如＜38.5℃，且能耐受，可先使用冰袋物理降温，多饮水；如≥38.5℃，可遵医嘱服用退热药物，必要时行血培养检查，根据血检验结果应用抗生素。

（3）**电极移位**：如患者有胸闷、心慌等不适，及时通知医生检查心电图和胸片等，如发生电极移位，应卧床休息，避免剧烈活动，择期行起搏器电极调整术。

出院教育

1. 心理指导 指导患者学会调整心理状态，调控不良情绪，保持心情舒畅，避免情绪激动。

2. 行为指导

（1）指导患者每日早晚各测一次脉搏，若出现脉搏缓慢（低于起搏器频率5次/min以上）或有头晕、胸闷、心悸、乏力、黑矇、晕厥等不适，应立即就医。

（2）防止社会环境对起搏器的影响，如磁共振、激光、透热理疗、电灼设备、变电站等。但家用电器一般不影响起搏器的工作。一旦接触某种环境或电器后出现胸闷、头晕等不适，应立即离开现场或不再使用该种电器。雷雨天不在户外活动或逗留，防止发生触电使起搏器发生故障。

（3）妥善保管起搏器识别卡（注明起搏器类型、品牌、有关参数、安置日期等），外出时随身携带，并记录本人的姓名、年龄、住址、单位，便于出现意外时为诊治提供信息。患者可以旅游、乘坐汽车、火车、飞机或轮船等交通工具。机场安全检查仪器对起搏器没有影响，但起搏器能触动金属探测报警器，患者应事先向安检人员出示起搏器ID卡。起搏器识别卡正面见图5-15，反面见图5-16。

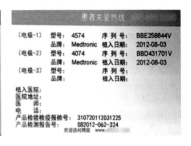

图5-15 起搏器识别卡正面　　图5-16 起搏器识别卡反面

3. **活动指导**　告知患者装有起搏器的一侧上肢3个月内应避免做过度用力或幅度过大的动作，以利于电极与心内膜的嵌顿、粘连和固定。

4. **饮食指导**　同本节入院教育中相关内容。

5. **药物指导**　告知患者仍需服用治疗心脏疾患的药物，不能因安装起搏器后就不再服药，而应继续常规量服药，不可擅自减量或停药。

6. **伤口自我护理指导**　注意保持安装起搏器置入处皮肤清洁、干燥、避免撞击，洗澡时勿用力揉搓，活动时避免牵拉伤口。指导患者在自我皮肤护理时，注意用三指法：即一只手固定起搏器，另一只手清洗皮肤，其目的是防止早期用力后造成起

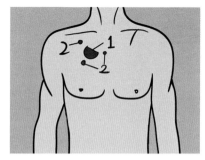

图5-17　起搏器固定三指法

搏器移位。平时注意观察伤口有无红、肿、热、痛等感染情况，如有不适，及时就医。起搏器固定三指法见图5-17。

7. **复诊**　术后随访分为三个阶段，主要行心电图检查。

（1）**第一阶段：**是植入起搏器最初半年内，应每个月检查一次，由医生评估起搏器效果及患者症状改善情况，查看有无电极移位等。

（2）**第二阶段：**是植入起搏器半年后，如病情稳定可3个月或半年随访一次。监测起搏器待接近起搏器限定年限时，要缩短随访时间，或由医生经常检查调节程控参数，使之保持最佳状态。

（3）**第三阶段：**是预计快到起搏器电池寿命耗竭时（可根据使用的年限与安装起搏器的寿命比较后推算或到医院经心内科

医生使用专门的仪器检测），应加强随访，可每个月一次。每次随访都应详细记录所有检查结果并妥善保存结果。若自觉心悸、胸闷、头晕、黑矇或自测脉搏缓慢，应立即就医。

第五节 糖尿病

概述

糖尿病是一组由于胰岛素分泌缺陷和／或其生物效应降低（胰岛素抵抗）引起的以高血糖为特征的慢性、全身性代谢性疾病。糖尿病血管病变是糖尿病患者最常见的并发症之一，也是糖尿病患者死亡的主要原因之一，其典型并发症是大血管、微血管的内皮损伤，最终导致血管腔狭窄，引起一系列病变。

患者教育

目前的医疗手段还不能彻底根治糖尿病，但糖尿病是可以控制的，只要及早诊断，并长期坚持正规的治疗，通过"五架马车"的综合管理（以糖尿病教育为核心，进行饮食调整、合理运动、药物治疗及自我监测）和良好的血糖、血脂、血压等方面的控制，预防慢性并发症的发生，同样可以享有与健康人基本相同的生命质量和生存寿命。

1. **饮食指导** 饮食控制是糖尿病的基础治疗手段。糖尿病患者均需要设定合理的营养治疗目标，通过调整饮食总能量、饮食结构及餐次分配比例，有利于血糖控制，有助于维持理想体重并预防营养不良发生，是糖尿病及其并发症的预防、治疗、自我管理以及教育的重要组成部分。

（1）饮食控制的目标和原则

1）达到并维持理想的血糖水平，降低糖化血红蛋白（HbA1c）水平。

2）供给营养均衡的膳食，满足患者对微量营养素的需求。

3）维持健康体重：超重/肥胖患者减重的目标是3~6个月减轻体重的5%~10%。消瘦者应通过合理的营养计划达到并长期维持理想体重。

4）注意控制可能并发心血管疾病的因素，包括控制血脂和血压。

（2）膳食营养搭配

1）碳水化合物：膳食中碳水化合物所提供的能量应占总能量的50%~65%。碳水化合物是提供人体热量的主要来源，包括分子量较小的糖类和分子量较大的淀粉类。它主要存在于谷类食物，即日常的主食（粮食）中。根据血糖控制情况，尽量选择富含膳食纤维的食物，如粗粮、豆类、薯类、蔬菜、全谷物等。因为膳食纤维具有一定的降血糖、降血脂、减轻体重等功效，并可增加饱腹感，还可保持排便通畅，建议糖尿病患者达到膳食纤维每日推荐摄入量，即25~30g/d。定时定量进餐，尽量保持碳水化合物均匀分配。不要错误地认为不吃或少吃主食就可以更好地控制血糖，每天摄入的主食量至少要有150~200g。

2）脂肪：膳食中由脂肪提供的能量应占总能量的20%~30%。其中：①饱和脂肪酸摄入量不应超过饮食总能量的7%，尽量减少反式脂肪酸的摄入。因为它可使总胆固醇和低密度脂蛋白胆固醇（LDL-C）水平升高，可导致动脉粥样硬化。其主要存在于植物油、人造奶油、起酥油、食物油炸炼制中，应避免进食过多的反式脂肪酸。②在脂肪摄入的允许范围内，适当选择富含多不饱和脂肪酸和单不饱和脂肪酸的食物，因为可使对心血管有保护作用的高密度脂蛋白胆固醇（HDL-C）水平升高。单不饱和脂肪酸是较好的膳食脂肪酸，在总脂肪摄入宜达到

10%～20%，其主要存在于禽肉类、蛋类、橄榄油、茶油等食物中。多不饱和脂肪酸摄入不宜超过总量的10%，其主要存在于干豆类、坚果、豆油、玉米油、色拉油等食物中。③应控制膳食中胆固醇的摄入，每日少于300mg（相当于一个鸡蛋黄里胆固醇的含量），其主要存在于动物内脏、各种蛋黄、鱼籽等食物中。

3）蛋白质：肾功能正常的糖尿病患者，蛋白质的摄入量可占15%～20%，保证优质蛋白质占总蛋白的一半以上。推荐蛋白摄入量约0.8g/kg以下，已开始透析患者的蛋白摄入量可适当增加。蛋白质来源应以优质动物蛋白为主。

4）饮酒：不推荐糖尿病患者饮酒，若饮酒应计算酒精中所含的总能量。应警惕酒精可能诱发的低血糖，避免空腹饮酒。

5）钠：食盐摄入量限制在每天5g以内，合并高血压患者更应严格限制摄入量。尽量减少含钠高的调味品或食物，例如味精、酱油、调味酱、腌制品等。

6）微量营养素：糖尿病患者容易缺乏B族维生素、维生素C、维生素D以及铬、锌、硒、镁、铁、锰等多种微量营养素，可根据营养评估结果适量补充。

7）每餐热量分配：根据患者的生活习惯安排餐次、分配热量、每日三餐按1/5、2/5、2/5或1/3、1/3、1/3分配，三餐（四餐）饮食搭配均匀，每餐均有糖类、蛋白质、脂肪。

（3）**计算每日所需总热量**

1）根据患者身高和体重计算理想体重：标准体重（kg）=身高（cm）–105。

2）高于标准体重的20%为肥胖；低于标准体重的20%为消瘦。

3）根据体力劳动强度和体型估算每千克体重所应供给的热量（kcal/kg）（见表5-2），每日所需要的总热量=理想体重×每千克体重所需要的热量。

表5-2　不同体重及劳动强度者每日每千克体重所需热量

劳动强度	举例	热量消耗/（kcal·kg⁻¹）		
		消瘦	正常	肥胖
卧床休息	—	25~30	20~25	15~20
轻体力劳动	办公室职员、教师、售货员、简单家务	35	25~30	20~25
中体力劳动	学生、司机、外科医生、体育教师、一般农活	40	30~35	30
重体力劳动	建筑工、搬运工、冶炼工、重的农活、运动员、舞蹈者	45~50	40	35

（4）注意事项

1）首先向患者阐明饮食控制的目的和要求，使患者自觉遵守医嘱按规定进食。

2）三餐（四餐）应定时定量，对于胰岛素治疗的患者，应注意如因故不能进食，餐前应暂停注射胰岛素，注射胰岛素后要及时进餐。

3）除三餐主食外，糖尿病患者不宜食用糖和糕点，水果应在血糖控制稳定的时候适量食用。医护人员应劝说亲友不送其他食物，并要检查每次进餐情况，核对数量是否符合要求，患者是否按时进食。

4）控制总热量的摄入，治疗初期，患者会因饮食控制而出现易饥感，可嘱患者少食多餐，增加蔬菜、豆制品等副食。

5）定期测量体重，每周1次，定期监测血糖，观察饮食控制效果。

6）在总热量不变的情况下，凡增加一种食物应同时相应减去其他食物，以保证平衡，指导患者熟悉并灵活掌握食品热量交换表（食品热量交换表见附录）。

2. 运动指导　运动锻炼在2型糖尿病患者的综合管理中占有重要地位。规律运动有助于控制血糖，减少心血管危险因素；减轻体重，能显著降低糖尿病患者病死率。

（1）**运动要求**：运动项目要与患者的年龄、病情及身体承受能力相适应，并定期评估病情和身体承受能力，适时调整运动计划。做好运动日记，有助于提升运动依从性。运动前后要加强血糖监测，运动量大或激烈运动时应建议患者临时调整饮食及药物治疗方案，以免发生低血糖。运动前后均可饮用足够的水，运动后出汗多者，及时擦干，注意保暖，防止呼吸道感染。运动中若感到不适，建议停下休息，不宜空腹运动。外出时穿合适的运动鞋和棉袜，运动后及时检查双脚有无水疱、青紫、红肿等。

（2）**运动强度**：参见第五章第一节高血压出院教育中运动指导相关内容。

（3）**运动时间**：宜在饭后1h开始。避免在清晨4~5时运动，以防发生低血糖反应，每次运动半小时左右，每周至少进行5d有氧运动。

（4）**运动方式**：由弱到强，循序渐进。低强度运动如散步、爬楼梯等，逐渐增加运动量。中等强度的体育运动包括：快走、打太极拳、骑车、打乒乓球、打羽毛球和打高尔夫球。较大强度运动包括快节奏舞蹈、有氧健身操、慢跑、游泳、骑车上坡、打足球和篮球等。

（5）如无禁忌证，每周最好进行2~3次抗阻运动（两次锻炼间隔≥48h），锻炼肌肉力量和耐力。锻炼部位应包括上肢、下肢、躯干等主要肌肉群，训练强度为中等。联合进行抗阻运动和有氧运动可获得更大程度的代谢改善。

（6）**运动环境**：不宜在酷暑、高温或极冷的环境下运动。

（7）**运动禁忌**：空腹血糖＞16.7mmol/L、反复低血糖或血糖波动较大、有糖尿病酮症酸中毒等急性代谢并发症、合并急性感染、增殖性视网膜病变、严重肾病、严重心脑血管疾病（不稳定型心绞痛、严重心律失常、一过性脑缺血发作）等，待病情控制稳定后方可逐步恢复运动。

3. 用药指导

（1）一般护理

1）应了解各类降糖药物的作用、剂量、用法、副作用和注意事项。

2）嘱患者按时、按剂量服药，不可随意停药或增减药量。

3）告诫患者观察药物不良反应。

（2）口服降糖药：口服降糖药根据作用机制的不同可以分为促胰岛素分泌的药物（磺脲类药物、格列奈类药物）、促进胰岛素作用的药物（双胍类药物、噻唑烷二酮类药物）、减少葡萄糖肠道内吸收速度的药物（α-糖苷酶抑制剂）、增强胰岛素分泌，抑制胰高糖素分泌的药物二肽基酶Ⅳ抑制剂（DPP-4）和促进尿葡萄糖排泄的药物钠-葡萄糖协同转运蛋白2抑制剂（SGLT2i）。

1）磺脲类：主要适用于轻中型2型糖尿病，无酮症酸中毒及每天胰岛素用量<30U的患者。格列齐特（达美康）还具有降血脂、降低血浆高凝状态，对防治糖尿病性大、中及微血管病变有益。如果使用不当易导致低血糖，患者需严格按时进食，一般在餐前30min服用。肝肾功能不全的患者慎用。

2）双胍类：适用于超重、肥胖（胰岛素抵抗为主）的2型糖尿病患者，并可降低食欲、体重及血脂。其不良反应多在消化道，可引起恶心、呕吐、腹泻、反酸等。故应在餐中或餐后即服。禁用于严重肝肾功能不全、严重感染、缺氧或接受大手术患者。

3）噻唑烷二酮类：主要作用是增强机体组织对胰岛素的敏感性，增强葡萄糖代谢，减轻胰岛素抵抗。早餐时一次顿服。主要不良反应有：体重增加和水肿。有心力衰竭、活动性肝病或转氨酶升高超过正常上线2.5倍、严重骨质疏松或有骨折病史的患者禁用本类药物。

4）α-糖苷酶抑制剂：通过抑制α-葡萄糖苷酶，减慢单糖的形成，延缓碳水化合物在消化道的吸收，从而降低餐后血糖。故应于第一口饭嚼服。主要不良反应有腹胀、排气增多，偶有腹泻、腹痛。

5）格列奈类：主要作用于胰岛细胞，促进胰岛素分泌，从而使血糖水平降低。优点为起效快，可以在短时间内迅速下降血糖水平，因此在餐前10～15min服药，不进餐不服药。常见不良反应是低血糖和体重增加。

6）二肽基肽酶-4抑制剂（DPP-4）：主要作用是通过抑制DPPⅣ而减少GLP-1（胰高血糖素样肽-1）在体内的失活，使内源性GLP-1的水平升高。GLP-1以葡萄糖浓度依赖的方式增强胰岛素分泌，抑制胰高血糖素分泌。服药时间：饭前、饭后均可。

7）钠-葡萄糖协同转运蛋白2抑制剂（SGLT2i）：主要作用是促进尿葡萄糖排泄，从而达到降低血液循环中葡萄糖水平的作用。饭前、饭后服药均可。常见不良反应为泌尿系统感染，故应嘱患者多饮水，注意个人卫生，罕见的不良反应包括糖尿病酮症酸中毒。

（3）皮下注射胰岛素指导

1）胰岛素存放要求：未开封的胰岛素应放在2～8℃冰箱内冷藏，切勿冷冻，避免受热及阳光照射，防止震荡。已开封胰岛素在室温保存，一般不超过30℃。放于冰箱的胰岛素注射前30min自冰箱取出，待恢复至常温后使用。

2）抽吸要求：应用胰岛素注射笔或专用胰岛素空针抽吸胰岛素，剂量需准确，预混胰岛素使用前必须摇匀。

3）注射时机：常规胰岛素应在餐前15～30min皮下注射。

超短效胰岛素应在饭前即时注射。监测血糖4次/d。

4）常用的注射部位：可选择腹部（耻骨联合以上约1cm，最低肋缘以下约1cm，脐周2.5cm以外的双侧腹部）、上臂外侧的中1/3（三角肌下缘外侧）、双侧大腿前外侧的上1/3、双侧臀部外上侧（从髂骨上缘往下至少10cm远处）（图5-18）。

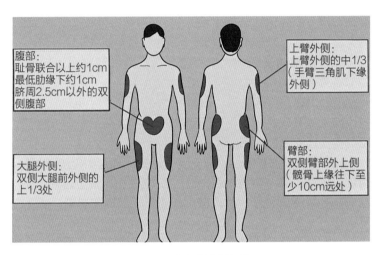

腹部：
耻骨联合以上约1cm
最低肋缘下约1cm
脐周2.5cm以外的双侧腹部

上臂外侧：
上臂外侧的中1/3
（手臂三角肌下缘外侧）

大腿外侧：
双侧大腿前外侧的上1/3处

臀部：
双侧臀部外上侧
（髂骨上缘往下至少10cm远处）

图5-18　胰岛素注射部位

5）注射要求：严格无菌操作，用酒精消毒皮肤，待干后再注射。使用胰岛素注射器须捏皮注射，并与皮肤呈45°或90°进针。若使用胰岛素笔注射，采用4mm注射针头适用于所有患者，并且注射时无须捏皮。每天同一时间于同一部位进行注射，每次更换，注射部位，每次注射点应与上次注射点至少间隔1cm，避免在1个月内重复使用同一注射点，避开红肿、硬结、瘢痕和炎症组织，以免影响胰岛素的吸收。若使用胰岛素笔进行注射，推注完毕后停顿至少10s拔出，不要按揉注射部位。使用胰岛素过程中，应观察注射部位有无红肿硬结等不良反应，如发生低血糖反应，应及时报告医生，作相应处理。注射笔针头应一次性使用，每次使用后应立即取下针头废弃，严禁重复使用。

4. 足部护理指导

（1）足部检查：指导患者每日检查足部皮肤情况，重点检查足趾间及足跟部位，包括足有否畸形、胼胝、溃疡、皮肤颜色变化；足背动脉和胫后动脉搏动，皮肤温度以及有无感觉异常；有无趾甲异常、足部肿胀、溃疡、破溃和霉菌感染等。

（2）足部清洗要求：指导患者每天清洗双脚水温宜低于37℃，浸泡时间10～20min，用浅色毛巾擦干，尤其是足趾间，以便及时发现是否有破溃，保持趾间干燥，如果趾间潮湿发白，可用碘酒棉签擦拭。也可穿戴五趾棉袜以避免趾间浸润，对于足部已有破损的患者禁止泡脚。

（3）足部皮肤护理：足部皮肤干燥者，足跟部易出现皲裂，可用尿囊素软膏均匀涂抹足部皮肤，并轻轻按摩使之充分吸收，注意不能涂于脚趾间或溃疡面上。如有足部真菌感染，请及时就诊。

（4）趾甲修剪要求：指导患者修剪趾甲应在洗澡或洗脚后进行，避免边上剪得过深，不能牵拉、撕扯，应平着剪，不要斜剪，不宜剪得有角度，也不宜剪太短，修剪时剪去尖锐的部分，令长度剪到与趾尖同一个水平线即可。可用锉刀

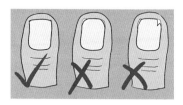

图5-19 糖尿病患者指甲正确和错误的修剪结果

小心磨平，以免损伤甲沟，造成继发感染。教育患者不要到公共浴室修脚，不要撕掉或剪掉胼胝周围的死皮，不要随意使用鸡眼膏、鸡眼水、刀片来自己处理鸡眼，足部有任何问题及时就诊。糖尿病患者指甲的正确和错误的修剪结果见图5-19。

（5）**鞋袜选择要求**：建议患者应选择下午时间买鞋，建议选择轻便合脚、采用鞋带或尼龙搭扣、圆形鞋头、足趾部有足够宽度、面料透气良好，鞋内平整光滑的鞋子。不要穿外露足趾的凉鞋，也不要赤脚走路。嘱患者选择透气的棉袜，袜子不宜太小，袜口不宜太紧，做到每天更换袜子。

（6）**糖尿病足预防**：糖尿病神经病变、血管病变及感染均与皮肤温度有一定关系。应加强对患者足部皮肤温度监测，特别对于糖尿病足高危患者，加强足部皮肤监测有助于发现隐匿的糖尿病足、神经病变、血管病变及是否存在感染，做到早期预防、早期诊断、早期治疗。对下肢血管病变伴有间歇性跛行的患者，进行相应的下肢运动训练，以降低足部溃疡的发生率。

5. 心理指导　心理健康是糖尿病管理中的一部分，改善糖尿病患者的抑郁、焦虑、烦躁情绪，帮助患者摆脱不良心理，恢复自信，不但有助于提高患者的生活质量，也有助于血糖的控制。

6. 病情观察

（1）教会患者自我监测血糖、血压的变化，识别高血糖和低血糖的临床表现。

（2）指导患者监测并记录自己每日用餐情况。

（3）观察患者有无泌尿系、皮肤、肺部等感染，女性有无外阴部皮肤瘙痒，观察足部的皮肤颜色及温度，有无伤口及感染。

（4）观察患者有无乏力、极度口渴、食欲减退、恶心、呕吐、嗜睡、呼吸加快、加深、呼气呈烂苹果气味及脱水等酮症酸中毒表现。

（5）完善各项检查（包括心电图、X线、B超、血管超声、肌电图、眼底检查等）、检验指标（包括血尿常规、血生化、肝功、血脂、HbA1c及胰岛功能等），指导患者各项检查的注意事项。

7. 随访　定期门诊复查，定期进行神经病变的筛查及评估，至少每年1次；对于糖尿病病程较长，或合并有眼底病变、肾病等微血管并发症的患者，应每隔3～6个月进行复查。

第六节 慢性肾衰竭

概述

慢性肾衰竭（简称慢性肾衰），是指各种慢性肾脏病引起的肾小球滤过率严重下降致使代谢产物蓄积，水电解质及酸碱平衡紊乱的临床综合征。慢性肾衰进入终末期需进行肾脏替代治疗，包括肾移植、血液透析和腹膜透析。肾移植属于完全替代治疗，透析属于不完全替代治疗，由于移植肾源有限，目前临床上治疗慢性肾衰竭多以透析治疗为主。因此，透析前和透析中的教育是护士应该关注的重点。

非透析患者健康教育

1. **心理指导** 慢性肾衰不可治愈，且预后不佳。有些患者起病隐匿，发现时已经进入终末期，短时间无法接受患病事实。该病病程长，并发症多，治疗费用昂贵，患者易出现焦虑、烦躁、抑郁等不良情绪，不少患者发病初期悲观失望，甚至不配合治疗。护士应主动倾听患者的心声，鼓励其说出心中疑虑，耐心解答疏导，向患者讲解疾病过程以及主要治疗方法，帮助患者正确对待疾病。该病虽不可逆转，但是只要积极配合治疗与护理，是可以有效延缓肾脏衰竭的进程，使患者推迟进入透析期。

2. **行为指导** 感冒、劳累、血压血糖控制不佳等都是肾功能急速恶化的常见原因，应指导患者保持良好的生活习惯，防止劳累，注意防寒保暖，避免与呼吸道感染者接触，外出应戴好口罩，预防感染的发生，家中应定期通风，常更换衣被。嘱患者禁烟、戒酒。肥胖者鼓励减重，以减轻肾脏负担。

3. 活动指导　鼓励患者进行与其心血管健康状况和耐受性相适应的体力活动，以改善机体功能、肌肉强度和健康相关生活质量，减轻机体炎症状态，延缓肾功能进展。可进行中等运动强度的有氧运动（步行、慢跑、游泳、骑自行车、太极拳、广场舞等）、抗阻运动（拉伸拉力器或者弹力绷带、抬举哑铃等），每次30～60min，3～5次/周。严重心力衰竭者（表现为明显胸闷、呼吸困难、下肢水肿等）应卧床休息。运动中出现以下情况应立即停止：①胸、臂、颈或下颌等部位烧灼痛、酸痛、缩窄感；②严重的胸闷、气短，交谈困难；③头痛、头晕、黑矇、周身无力；④严重的心律失常；⑤运动相关的肌肉痉挛、关节疼痛等。

4. 用药指导　慢性肾衰患者用药种类繁多，剂量大，因此要强化药物宣教，帮助患者了解药物的作用及注意事项，提高服药依从性；讲解药物之间的配伍禁忌，嘱患者不可私自停药或不遵医嘱自行服药，注意观察用药后有无身体不适症状，若出现不良反应，应及时就诊。

（1）**肾毒性药物：**如四环素类、氨基糖苷类、磺胺类及止痛药等，用药时要认真查看药物说明书，切莫滥用；如使用中成药应咨询专科医生后方可使用。

（2）**利尿剂：**应定期复查肾功能、血生化，避免体位性低血压及低钾血症的发生，出现明显乏力、腹胀等症状时应及时就诊。

（3）**抗血小板药：**应注意观察有无出血倾向，如出现牙龈出血、皮肤瘀斑、黑便、血便、凝血时间延长等时应告知医生。

（4）**降压药：**应用ACEI和ARB时，须在医生指导下服用，如出现手脚发麻、乏力明显、心脏不适等高血钾的征兆时应立即就诊。使用ACEI时，注意观察有无咽痒、干咳等不良反应。规律服用降压药物，将血压控制在130/80mmHg以下，但舒张压不宜低于70mmHg，老年患者舒张压不宜低于60mmHg。

（5）**降糖药：**合并糖尿病的患者按时按量服用降糖药，服药后及时进食，避免低血糖。HbA1c应控制在7%以下；对老年患者HbA1c控制目标适当放宽至8%。

（6）**降脂药：**他汀类药物遵医嘱规律服用，一般晚上睡前服用，指导患者遵医嘱服用降脂药物，低密度脂蛋白胆固醇水平应将至2.6mmol/L以下。

（7）**补血药：**人造促红细胞生成素（rHuEPO）应注意冷藏保存。血红蛋白应提高到110~120g/L，但不宜超过130g/L。每次使用前应测量血压，当血压较高时，不宜使用。

（8）**营养药：**复方α-酮酸片宜在餐中服用，注意高血钙时应避免使用。

5. 饮食指导　饮食治疗是肾脏病治疗的重要方式，正确的饮食可以减少含氮代谢产物的生成，减轻肾脏负担，缓解临床症状，改善营养状况，延缓疾病进展。

（1）**低蛋白饮食：**慢性肾衰时蛋白质所产生的尿素、氮等排出减少，易造成氮质血症。因此，应控制蛋白摄入总量。建议蛋白质摄入量在0.55~0.6g/（kg·d），若同时配合酮酸治疗，可以进一步降低蛋白质的摄入。如患者体重60kg，则每天摄入的蛋白质应为33~36g/d。可以采用交换份法进行换算，如一两瘦肉、一个鸡蛋、一杯250ml的牛奶均大约含7g蛋白质，250g的绿叶蔬菜含4g蛋白质，具体食谱可以咨询慢性肾病专科医生/护士获取。

（2）**优质蛋白：**优质蛋白的氨基酸模式更接近人体蛋白质氨基酸模式，更易被人体吸收，可减少肾脏负担。建议优质蛋白摄入量应占摄入总蛋白量的1/2~2/3。因非优质蛋白会增加肾脏负担，应多食优质蛋白，常见富含优质蛋白的食物有鸡蛋、牛奶、瘦肉类、鱼类、畜类、大豆及豆制品等。

（3）充足的热量：慢性肾衰患者要摄入充足的热量以满足需要，一般为25~35kcal/（kg·d），如患者体重60kg，则摄入的能量应为1 500~2 100kcal/（kg·d），具体换算参见第五章第五节糖尿病患者教育中相关内容。

（4）盐摄入个体化：指导患者低盐饮食，一般盐摄入控制在5g/d，可以采用限盐勺。有明显水肿、高血压者，应进一步限制盐的摄入，避免摄入含盐较多的食品，如酱油、蚝油、腌制品、各种酱菜和泡菜、芝麻酱、黄豆酱、番茄酱、甜面酱、午餐肉、火腿、烧烤食品、熟食、罐装制品、熏猪肉、鱼子酱及比萨饼等。

（5）水的摄入：患者可按需补水，如患者尿量正常则无须限水；当出现水肿，或少尿时应控制水的总摄入量，总摄水量一般不超过前1d的尿量＋500ml，以防止身体内水分过多导致水肿、胸闷、呼吸困难等的发生。例如患者前1d尿量为700ml，则当日的饮水总量（含食物中的水分）不超过1 200ml。这里的水是包含食物、水果、饮料、输液等所有进入身体中的液体，例如冰棒、牛奶、果汁、饮料、咖啡、茶、肉汁、粥、汤等均视为水。常见的控水技巧有固定水杯饮水，定量分配；口含冰块；嚼无糖型口香糖等。

（6）足量的维生素：慢性肾衰患者维生素B_2、叶酸及维生素D的肠道吸收减少，代谢及活性发生改变，因此，应每日补充维生素，可以纠正或预防维生素缺乏。建议维生素C摄入量男性至少90mg/d、女性至少75mg/d。建议患者多食新鲜蔬菜和水果，在医生指导下服用维生素。一般每100g苹果含5mg维生素C，100g的猕猴桃则含50~90mg不等的维生素C。

（7）控制磷的摄入：慢性肾衰患者钙、磷失调，而高磷血症会带来一系列危害，因此应严格限制磷的摄入，应少食或不食高磷食物，常见的高磷食物有薯片、坚果类、动物内脏类、杂豆类、菌菇类、五谷类、肉汤及可乐等饮料。

（8）合理摄入钙和钾：当血磷增高时血钙相对下降，易导致骨质疏松、骨痛、皮肤瘙痒、心血管钙化等问题，因此患者需注意补充足够的钙质，可在医生指导下服用钙片及活性维生素D类似物如骨化三醇。约90%的钾需从肾脏排出，肾功能下降时，易出现钾代谢紊乱，应密切监测血钾的变化，对于常见的高钾食物黄色的水果（如香蕉、橘子等）、菌菇类、根茎类蔬菜（如土豆、芹菜等）、菜汤、运动型饮料等，应根据血钾情况适量摄入。对于血钾＞5.0mmol/L的患者，限制高钾食物的摄入，禁用低钠盐，少用酱油等调味品，含钾高的蔬菜在烹饪前应浸泡或焯水去除钾离子。血钾＜3.0mmol/L应在医生指导下静脉或口服补钾药物，如氯化钾缓释片。

6. 病情观察

（1）**症状自查**：嘱患者若出现恶心、呕吐频繁不能进食，手脚麻木、乏力明显等症状应立即就诊。嘱患者观察颜面部、双下肢是否水肿，定期监测体重变化，如有异常及时告知医护人员，警惕心力衰竭的发生。

（2）**化验指标**：红细胞容积＜15%、血肌酐＞707μmol/L、内生肌酐清除率＜10ml/min、血钾＞6.5mmol/L、血pH＜7.2时，应做好进行透析治疗的心理准备，及时了解不同肾脏替代治疗方式的利弊，充分考虑个人及家庭等情况，与家属、医生共同商量确定透析方式。

（3）**尿量**：慢性肾衰一般伴随着尿量变化，嘱患者密切注意尿量，根据尿量动态调整饮水及饮食结构，尿量骤减时应立即就诊，在医护人员指导下调整饮食，避免高钾血症、心衰等急症的发生。

7. 肾脏替代治疗宣教 告知患者慢性肾衰最主要的治疗方式是肾脏替代治疗，包括肾移植、血液透析和腹膜透析三种方式，这三种方式利弊详见表5-3。患者可在医生的建议下，结合自身情况选择适合的治疗方式，提前做好相应准备。

（1）血液透析：简称血透，是将患者的血液引流至体外循环装置后，通过具有弥散、对流以及吸附功能的人工装置，排出血液中的毒素、代谢产物以及多余水分的过程，这需要在医院由专业医护人员完成。血液透析的基础是体外循环，因此在血透前必须建立血管通路，常见的是动静脉内瘘和中心静脉置管。动静脉内瘘是最常见的永久性血管通路，如果选择动静脉内瘘，则需提前作好动静脉内瘘吻合术，因动静脉内瘘一般术后8周以后方可成熟使用。中心静脉置管一般都是患者需行紧急透析时置入，置入后马上可以使用，多为临时血透通路。长期透析仍须行动静脉内瘘术或者埋置半永久的中心静脉导管。

（2）腹膜透析：简称腹透，利用人体的腹膜作为半透膜，通过高渗腹透液清除毒素和水分，从而延长患者生命的疗法。功能完好的腹透管是腹透治疗的基础，因此在腹透治疗前必须进行腹膜透析管植入术，一般植入术2周后才开始腹透，紧急情况下也可在专业的医护人员指导下立即进行小剂量腹透换液。

（3）肾移植：将捐献者的健康肾脏移植到患者体内以发挥肾脏的各项功能，俗称"换肾"。肾移植成功后慢性肾衰即可治愈，患者生活质量将大幅提升，但是患者需要终身服用抗排异药物。肾移植在诸多器官移植中是最为成熟，效果最好，但是术后仍有可能会发生排异，严重者可能发生超级排异，造成非常严重的后果。

表5-3 三种肾脏替代治疗方式比较

治疗方式	优点	缺点
血液透析	由专业医护人员完成 无须在家储备治疗物品 可随时得到紧急救护 经常与其他血透患者沟通 小分子毒素清除较彻底	需要依赖血透机器 每周须往返几次医院，不方便出行 每次透析都需穿刺两针或身上带导管 对血流动力学影响较大 需要使用抗凝剂
腹膜透析	较好地保护残余肾功能 减少对身体的其他损伤 减少感染其他疾病的机会 不需要使用抗凝药 在家中透析，节省车费	需要在腹部留置管道 需要在家储备透析用品 有发生腹膜炎的风险 需要每天进行腹透换液 毒素清除较缓慢
肾移植	无须透析 接近正常肾脏功能 饮食限制较少	手术有风险，可能发生排异反应 术后须每天服抗排异药物 术后用药可能使身体免疫力低下

8. 随访

（1）避免危险因素：指导患者尽量避免加速疾病进展的主要危险因素，如高蛋白饮食 [>1.2g/（kg·d）]、营养不良、高血压、高血脂和高血糖等，避免使用肾毒性药物，预防感染。

（2）规律随访：嘱患者坚持定期门诊随访，并配合医生进行各种检查评估，如有不适应立即就医。每1~3个月检测肾功能、生化电解质，至少每半年检测血常规。

（3）血管保护：拟选择血液透析治疗建立内瘘的患者，应避免前侧手臂的血管穿刺。

透析患者健康教育

1. 心理指导　告知患者慢性肾衰不同于绝症，肾脏替代治疗技术非常成熟，只要配合治疗，预后并不悲观，且透析已纳入大病医保，报销比例较高，治疗费用不会高于透析前。

2. 行为指导　嘱患者注意防寒保暖，预防继发感染加重病情；遵循饮食治疗的原则，合理摄入蛋白质和限制水钠的摄入；每日记录血压、体重、尿量，定期门诊复查，每月进行肾功能检查，减缓疾病进展，保护残余肾功能。皮肤瘙痒者避免搔抓皮肤，建议保持皮肤干爽，着宽松衣服，温水沐浴，禁用碱性肥皂，沐浴后使用润肤霜，避免皮肤干燥，同时应保持指甲光滑。对于恶心、呕吐者，应避免刺激性气味，如香水、烟味和厨房油烟味。进餐时坐直，少量多餐，避免辛辣刺激食物和甜食。对于不安腿综合征的患者，应指导患者适度运动，可以从事一些智力游戏，保持良好睡眠，戒烟酒、咖啡等刺激性食品。

3. 活动指导　透析患者病情较复杂、临床合并症多，建议患者从低强度运动训练开始，逐渐达到中等强度的运动水平。由于药物、液体负荷等因素对心率的影响，不推荐根据最大心率来评估运动强度。患者可以进行有氧运动（步行、慢跑、游泳、骑自行车、太极拳、广场舞等）、抗阻运动（拉伸拉力器或者弹力绷带、抬举哑铃等）。既往不运动或仅偶尔运动的患者，家中运动以散步为主，根据患者年龄、基础病、合并症状况，推荐每日步数在3 000～8 000步。出现严重的高血压（如血压＞180/110mmHg）或低血压（≤90/60mmHg、心肺疾病（严重的心力衰竭、心律失常、不稳定型心绞痛以及重度心包积液等）时不建议运动。活动时应注意避免撞击和摔伤，预防病理性骨折的发生。腹膜透析患者的腹腔内腹透液放空时运动更容易，要避免运动训练导致的腹压升高的动作，以免引起腹透管出口处渗漏。血液透析患者避免大量出汗，注意保护透析通路（内瘘、血透插管等）。

4. 药物指导　同本节非透析患者健康教育中相关内容。

5. 饮食指导

（1）蛋白质：推荐优质蛋白饮食（优质蛋白超过50%），如牛奶、鸡蛋、鱼、虾、瘦肉，同时配合必需氨基酸治疗。血透患者蛋白质摄入推荐量为1.0～1.2g/（kg·d）；无残余肾功能的腹透患者蛋白质摄入推荐量为1.0～1.2g/（kg·d），有残余肾功能患者0.8～1.0g/（kg·d）。

（2）其他同透析前健康教育中相关内容。

6. 病情观察

（1）高血压：血压控制不佳的患者，应嘱其监测血压，规律服药，保持情绪稳定，避免剧烈运动。若患者出现头晕、头痛、恶心、呕吐、视物模糊等症状，立即测量血压，如果血压＞180/100mmHg，应及时就诊。

（2）血钾：少尿或无尿的患者，应警惕有无高钾血症（表现为口周、四肢麻木，肌肉颤动、心率缓慢等症状），有无低钾血症（表现为四肢无力、腹胀、恶心、乏力、嗜睡等症状），如有上述表现应立即就诊，监测肾功电解质，在医护人员指导下进行原因分析及调整。

（3）血容量：嘱患者注意有无胸闷、呼吸困难的症状，密切监测体重、尿量、超滤量的变化，预防急性左心衰的发生。

（4）内瘘：嘱血液透析患者必须每日监测动静脉内瘘吻合口的震颤，如有声音减弱、消失，应立即就诊，防止内瘘闭塞失去正常功能。

（5）腹透并发症：嘱腹透患者应密切监测腹透引流液的颜色、性质、量，若出现腹痛、腹透引流液浑浊等情况，应及时就诊，警惕腹膜炎发生。腹透超滤量减少，引流速度减慢，应警惕腹透管是否堵塞、是否移位。

7. 随访

（1）**血液透析**：血管通路是血透患者的生命线，因此血管通路的教育是患者随访指导的重中之重。

1）中心静脉置管的患者：指导其保持透析管路、伤口的清洁干燥，防止感染；注意导管的固定，穿脱衣物时应小心，避免牵拉；定期清洁导管及其周围皮肤；观察导管缝线是否松脱，如发现缝线老化或断落，应及时就诊进行再缝合固

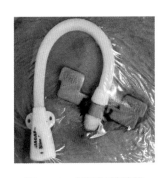

图5-20　静脉插管缝线

定以防脱落；透析导管一般只限透析使用，不作如抽血、输液等其他用途。静脉插管缝线见图5-20。

2）内瘘的患者：应告知患者术肢避免做任何操作如测血压、输液、抽血等；避免受压及提重物；内瘘侧衣服的袖口不要过紧；注意保暖；血液透析结束后要适时、适度按压，避免内瘘堵塞，减少血肿发生，如穿刺处发生血肿，立即冰袋冷敷，24h后改为热敷；定时用手触摸血管，若血管血流震颤减弱或消失，有局部疼痛感，可能为内瘘堵塞，须做好保暖，及时就医处理；透析结束后内瘘侧肢体不宜上举，因大量脱水后血容量低，血管充盈差；洗澡最好选择淋浴，最好在透析前1d，水温不可过高，时间不宜太长。穿刺时应每次更换穿刺针眼，避免假性动脉瘤等并发症的发生。

（2）**腹膜透析**

1）生活注意事项：淋浴时以清水由上向下淋，冲洗，勿盆浴，淋浴后做好导管出口处清洁。导管周围皮肤瘙痒时勿用手抓挠，可用干净的棉棒轻轻擦拭皮肤。平日注意穿着宽松衣物，防止牵扯导管。

2）定期随访：患者无紧急透析指征时，通常在腹透管置入

术后2周由腹透专职医护人员进行腹透培训，考核通过后患者可常规居家腹透，以后一般每1~3月随访一次，对患者最近的透析状况、一般生理状况（有无特殊症状及体征或不适主诉）、用药情况、化验指标、心理状况等进行全面评估；如患者病情有变化时应立即就诊。定期至腹透中心由腹透专科医护人员进行腹膜平衡试验及透析充分性检查，新患者透析至4~6周开始评估，以后每半年评估一次。

3）腹透管护理：嘱患者注意观察腹透管出口处的皮肤，有无渗液、渗血、水肿及脓性分泌物，如有应及时到医院就诊。保持出口处敷料清洁干燥，如有潮湿及时更换；出口处需每周至少换药2次，若出口处感染期间，应每天至少进行1次出口处换药。每日检查管路与钛接头连接是否紧密，若出现松脱分离，用蓝夹子在离皮肤较近位置夹住导管，立即就医处理。每3~6个月需更换外接短管。腹

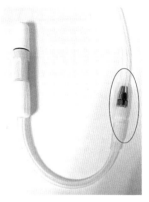

图5-21 腹透短管连接

透换液时要严格执行无菌操作，密切观察引流出腹透液的颜色与量，如有异常，立即联系腹透专职护士。腹透短管连接见图5-21。

第二部分

血管外科护理
应急预案

第一章
血管外科患者突发病情

第一节 急性肺栓塞

病情评估

1. **临床**

（1）全身表现

1）出现血压下降，脉搏细速，体温升高（多数患者为低热，少数可出现高热）。

2）烦躁不安、惊恐甚至有濒死感，全身出冷汗等，部分患者可出现晕厥。

（2）局部表现

1）呼吸系统：面色苍白，口唇发绀，咳嗽、咯血、呼吸困难、呼吸急促；肺部哮鸣音、细湿啰音，肺动脉瓣区第二心音亢进、奔马律。

2）胸膜炎性胸痛，运动或呼吸时胸痛加重；出现胸腔积液体征即胸膜摩擦感、胸膜摩擦音等。

3）深静脉血栓形成表现：双下肢肿胀；皮肤温度增高；小腿后侧、大腿内侧等部位存在压痛等。

2. **辅助检查** 肺动脉CTA：是确诊的金标准。

应急预案

血管外科患者突发急性肺栓塞的应急预案见流程图1-1。

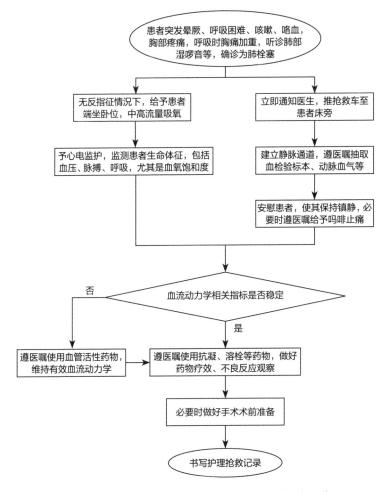

流程图1-1 血管外科患者突发急性肺栓塞的应急预案

第二节 颈动脉开放手术后突发窒息

病情评估

1. 全身表现

（1）生命体征：血压先升高，后逐渐下降，脉速、动脉搏动微弱甚至消失，血氧饱和度持续下降，呼吸逐渐变浅而缓，严重者呼吸停止，心搏骤停。

（2）烦躁不安、反应迟钝、神志淡漠，甚至昏迷。

（3）休克表现：全身湿冷、少尿甚至无尿等。

2. 局部表现

（1）呼吸困难、心悸、口唇、颜面部青紫等。

（2）颈部肿胀明显，气管向健侧偏移。

应急预案

血管外科患者颈动脉开放手术后突发窒息应急预案见流程图1-2。

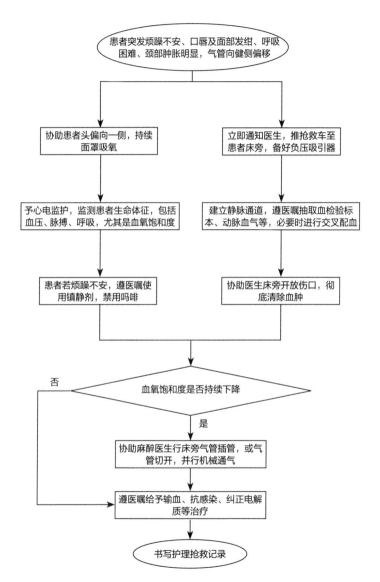

流程图1-2　血管外科患者颈动脉开放手术后突发窒息应急预案

第三节 主动脉瘤（夹层）濒于破裂或突发破裂

病情评估

1. 临床表现

（1）全身表现

1）生命体征：主动脉瘤（夹层）濒于破裂时血压升高、心率增快，一旦破裂出血，血压及心率快速下降。

2）休克表现：患者血压下降、脉搏细速、全身大汗、四肢厥冷，意识丧失、昏迷等。

（2）局部表现

疼痛：疼痛是主动脉瘤（夹层）破裂最常见的先兆症状，表现为突发的撕裂样剧痛，同时伴有压榨感和濒死感等。疼痛可能持续几秒钟或几小时；疼痛可位于腹部、胸部或腰背部，取决于瘤体破裂或扩张的部位。

2. 辅助检查

（1）床旁血管超声可迅速检测出动脉瘤是否破裂。

（2）主动脉CT：是诊断动脉瘤破裂最敏感的影像学方法。

应急预案

血管外科患者突发主动脉瘤（夹层）濒于破裂或突发破裂的应急预案见流程图1-3。

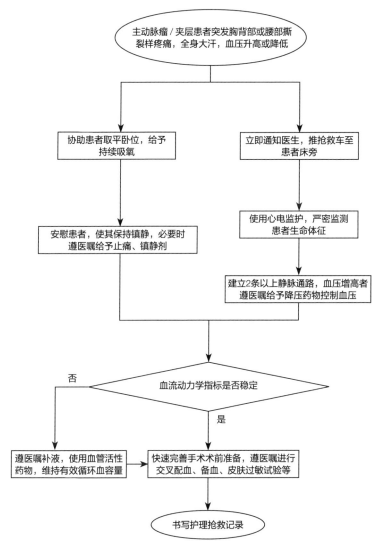

流程图1-3 血管外科患者突发主动脉瘤/夹层濒于破裂或突发破裂的应急预案

第四节 突发急性下肢动脉栓塞

病情评估

患者突发急性下肢动脉栓塞时，可出现以下表现：

（1）**疼痛**（pain）：患者可无明显诱因突发患肢剧烈疼痛，疼痛部位最早位于栓塞部位，逐渐向远处发展。

（2）**动脉搏动消失**（pulselessness）：栓子完全阻塞动脉管腔时，阻塞部位以远端动脉搏动不可触及，当阻塞不完全时，动脉搏动微弱。

（3）**皮肤苍白**（pallor）：随着肢体缺血的发生、发展，下肢皮肤颜色呈蜡白色或发绀状。

（4）**皮肤温度降低**（poikilothermia）：阻塞部位以下皮肤温度降低。

（5）**感觉麻木**（parasthesia）：患肢感觉麻木，或感觉丧失。

（6）**功能障碍**（paralysis）：运动功能障碍。

应急预案

血管外科患者突发急性下肢动脉栓塞应急预案见流程图1-4。

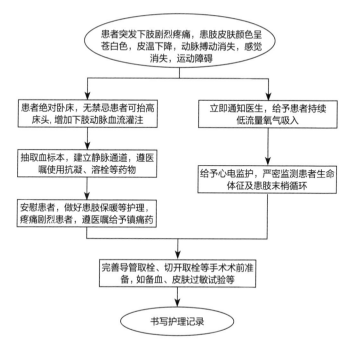

流程图1-4　血管外科患者突发急性下肢动脉栓塞应急预案

第五节　下肢骨筋膜室综合征

病情评估

患者患有下肢骨筋膜室综合征时，可有以下表现：

（1）患肢肿胀：部分患者患肢可伴有水疱。

（2）患肢皮肤颜色：出现潮红、苍白、发绀，甚至大理石花斑样改变。

（3）下肢远端动脉搏动：减弱或消失。

（4）患肢疼痛：进行性加重，部分患者可伴有牵拉痛。

（5）尿液：尿量减少，尿液颜色为酱油色。

应急预案

血管外科患者突发下肢骨筋膜室综合征应急预案见流程图1-5。

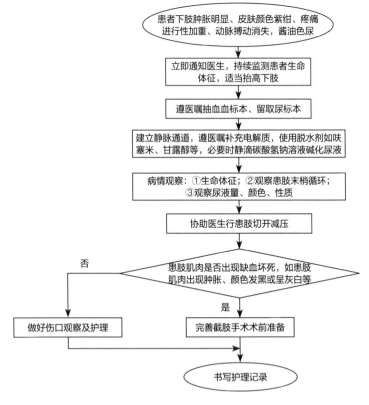

流程图1-5　血管外科患者突发下肢骨筋膜室综合征应急预案

第二章

血管外科疾病合并突发心血管事件

第一节　心脏骤停

病情评估

患者突发心脏骤停需先对患者病情进行评估。

（1）意识评估：高声呼叫患者，轻拍肩部，患者无应答，确认意识丧失。

（2）颈动脉搏动判断：示指、中指并拢触及患者气管正中（相当于喉结部位）旁开2指至胸锁乳突肌前缘凹陷处，判断颈动脉搏动是否消失。操作要求时间为5~10s。

（3）呼吸评估：查看胸廓有无起伏，确认呼吸是否停止。

（4）对光反射判断：查看患者瞳孔是否散大，对光反射是否减弱或消失。

应急预案

血管外科患者突发心脏骤停应急预案见流程图2-1。

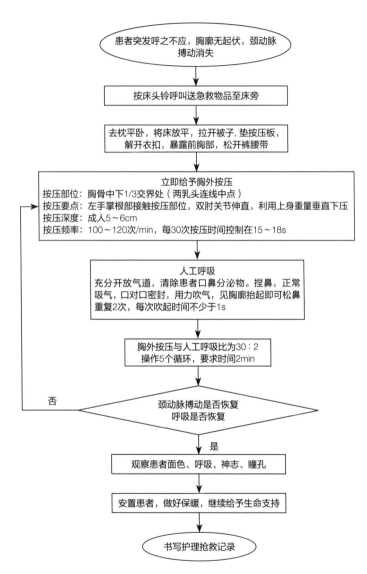

流程图2-1   血管外科患者突发心脏骤停应急预案

第二节 急性心肌梗死

病情评估

1. 临床表现

（1）全身表现：患者全身皮肤湿冷，烦躁不安、大汗和呼吸困难等。

（2）局部表现

1）胸痛：部位常为胸骨后或心前区，可向左肩部、下颌、颈部、肩背部放射，疼痛性质为压榨性疼痛，持续时间超过10~20min，舌下含服硝酸甘油片疼痛不缓解，少数患者可无胸痛。

2）心律失常，室颤，房室传导阻滞，听诊心脏杂音和奔马律，肺部啰音。

3）部分患者可伴有恶心、呕吐。

2. 心电图评估
典型症状为ST段弓背向上抬高，伴或不伴病理性Q波。超急性期心电图可表现为异常高大且两支不对称的T波。与既往心电图进行比较有助于诊断。

应急预案

血管外科患者突发急性心肌梗死应急预案见流程图2-2。

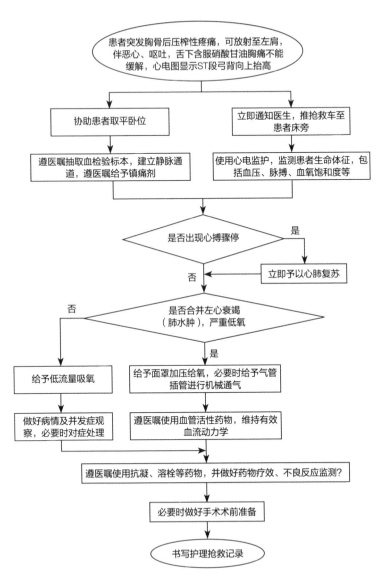

流程图2-2 血管外科患者突发急性心肌梗死应急预案

第三节　急性心力衰竭

病情评估

1. 全身表现

（1）生命体征：急性心力衰竭患者早期血压可正常或升高，后期可出现血压降低，心率增快，脉搏不齐。

（2）情绪焦躁不安，活动乏力。

（3）休克表现：患者全身皮肤湿冷，尿量减少等。

2. 局部表现

（1）呼吸系统：呼吸困难、加深，频率加快，咳嗽、咳痰，痰液呈粉红色泡沫样。

（2）心血管系统：可出现颈静脉怒张，肝颈静脉回流征阳性；双肺布满湿啰音和哮鸣音，心尖部舒张期奔马律。

（3）消化系统：恶心、呕吐、腹泻、食欲不振等。

应急预案

血管外科患者突发急性心力衰竭应急预案见流程图2-3。

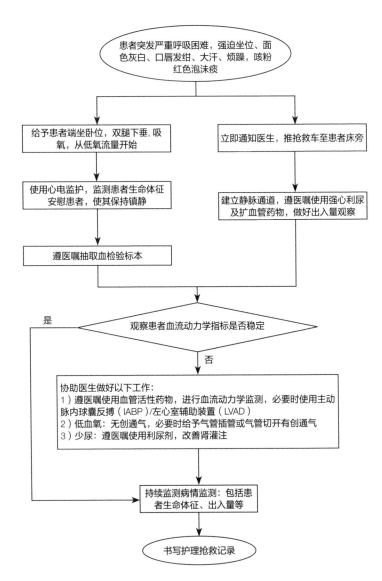

流程图2-3 血管外科患者突发急性心力衰竭应急预案

第四节　缺血性脑卒中

病情评估

1. 临床表现

（1）全身表现

1）患者出现既往少见的严重头痛，眩晕伴呕吐，意识障碍或抽搐。

2）患者说话不清或理解语言困难等。

（2）局部表现：局灶神经功能缺损，患者一侧肢体（伴或不伴面部）无力或麻木，口角歪斜，双眼向一侧凝视，一侧或双眼视力丧失或模糊。

2. 既往病史评估

（1）近3个月有无重大颅脑外伤或卒中史，颅内手术或椎管内手术。

（2）有无颅内出血史。

（3）有无颅内肿瘤、动静脉畸形、动脉瘤等。

（4）有无高血压、心脏病、糖尿病、血脂异常。

3. 辅助检查评估

（1）CT平扫：急诊CT平扫可以明确排除脑实质出血，并可评估静脉溶栓的其他排除标准。

（2）MRI：评估病灶大小、部位和发生时间。

应急预案

血管外科患者突发缺血性脑卒中应急预案见流程图2-4。

患者突发黑矇、口角歪斜、说话不清或理解语言困难,双眼向一侧凝视,眩晕

给予患者仰卧位,若患者伴有气道梗阻或误吸风险,可将头偏向一侧

使用心电监护,监测患者生命体征,尤其是血氧饱和度

建立静脉通道,遵医嘱抽取血检验标本、动脉血气等

立即通知医生,推抢救车至患者床旁,备好吸引器

是否低氧血症

否

是

给予吸氧,必要时协助麻醉医生进行气管插管或气管切开机械辅助呼吸

不需要常规吸氧

血压控制:血压高者必要时予以降压治疗,但避免血压急剧下降
体温监测:对于体温升高者积极寻找原因,并给予对症治疗
血糖监测:血糖值控制在7.7~10mmol/L,防止血糖过高或过低

患者生命体征是否平稳

否

是

遵医嘱给予生命支持,维持患者生命体征

急诊行颅脑CT检查,明确排除脑出血

是否存在静脉溶栓禁忌证:如3个月有重大颅脑外伤史等

否

是

静脉溶栓

做好机械取栓手术准备

书写护理抢救记录

流程图2-4 血管外科患者突发缺血性脑卒中应急预案

附　录

食物交换法简介

　　将食物分成四大类（八小类），每份食物所含热量为90kcal，各类食物灵活互换，同类食物之间可选择互换，非同类食物之间不得互换。

　　（1）谷薯类——谷薯类（附表1）。

　　（2）菜果类——蔬菜类、水果类（附表2、附表3）。

　　（3）肉蛋类——大豆类、奶类、肉蛋类（附表4、附表5、附表6）。

　　（4）油脂类——坚果类、油脂类。

附表1　等热量谷薯类食物交换表

（每份提供热量90kcal，碳水化合物20g，蛋白质2g）

食物	重量/g
大米、小米、糯米、薏米	25
高粱米、玉米糁、玉米面	25
面粉、米粉、混合面	25
挂面、龙须面、燕麦片	25
莜麦面、荞麦面、苦荞面	25
通心粉、干粉条、干莲子	25
红豆、绿豆、芸豆、干豌豆	25
烧饼、烙饼、馒头	35
咸面包、窝头、切面	35

续表

食物	重量/g
土豆、芋头	100
湿粉皮	150
鲜玉米	200

附表2 等热量蔬菜类食物交换表
（每份提供热量90kcal，碳水化合物17g，蛋白质5g）

食物	重量/g
大白菜、圆白菜、菠菜、油菜	500
韭菜、茴香、芹菜、茼蒿	500
莴笋、油菜苔、苦瓜、苤蓝	500
西葫芦、西红柿、黄瓜、冬瓜	500
茄子、丝瓜、芥蓝菜、塌棵菜	500
苋菜、龙须菜、豆芽、鲜蘑	500
水发海带	500
白萝卜、青椒、茭白、冬笋	400
倭瓜、南瓜、菜花	350
豇豆、扁豆、葱头、蒜苗	250
胡萝卜	200
山药、荸荠、藕、凉薯	150
茨菰、鲜百合	100
毛豆、鲜豌豆	70

附表3 等热量水果类食物交换表
（每份提供热量90kcal，碳水化合物21g，蛋白质1g）

食物	重量/g
柿子、香蕉、鲜荔枝	150
梨、桃、苹果、橘子、橙子	200
柚子、猕猴桃、李子、杏、葡萄	200
草莓	300
西瓜	500

附表4 等热量大豆类食物交换表
（每份提供热量90kcal，碳水化合物4g，蛋白质9g，脂肪4g）

食物	重量/g
腐竹	20
大豆、大豆粉	25
豆腐丝、豆腐干	50
北豆腐	100
南豆腐	150
豆浆（黄豆1份加水8份）	400

附表5 等热量奶类食物交换表
（每份提供热量90kcal，碳水化合物6g，蛋白质5g，脂肪5g）

食物	重量/g
奶粉	20
脱脂奶粉、乳酪	25
牛奶、羊奶	160
无糖酸奶	130

附表6　等热量肉蛋类食物交换表

（每份提供热量90kcal，蛋白质9g，脂肪6g）

食物	重量/g
熟火腿、香肠	20
肥瘦猪肉	25
无糖叉烧肉、午餐肉、大肉肠	35
酱牛肉、酱鸭	35
瘦猪、牛、羊肉、鸡、鸭、鹅肉	50
鸡蛋、鸭蛋、松花蛋、鹌鹑蛋	60
排骨	70
带鱼、黄鱼、草鱼、鲤鱼、鲫鱼	80
鲢鱼、甲鱼、鳝鱼、比目鱼	80
对虾、青虾、鲜贝	80
兔肉、蟹肉、水发鱿鱼	100
鸡蛋清	150
水发海参	350

参考文献

[1] 郑月宏，梅家才，职康康．下肢浅静脉曲张诊治微循环专家共识[J]．中华老年多器官疾病杂志，2020，19（1）：1-7．

[2] 李海燕，张玲娟，陆清声．静脉血栓栓塞症防治护理指南[M]．北京：人民卫生出版社，2021．

[3] 植艳茹，李海燕，陈燕青．梯度压力袜用于静脉血栓栓塞症防治专家共识[J]．介入放射学杂志，2019，28（9）：811-818．

[4] 李燕，郑雯，葛静萍．下肢深静脉血栓形成介入治疗护理规范专家共识[J]．介入放射学杂志，2020，29（6）：531-540．

[5] 赵志青，闻荻豪．颈动脉狭窄的诊断和治疗[J]．中国血管外科杂志（电子版），2019，11（4）：241-244．

[6] 中华医学会心血管病学分会大血管学组，中国医师协会心血管内科医师分会指南与共识工作委员会中华医学会．胸主动脉腔内治疗围手术期管理中国专家共识[J]．中华医学杂志，2019，99（32）：2489-2496．

[7] 王暾，舒畅．腹主动脉夹层的诊断和治疗现状[J]．中国普通外科杂志，2020，29（6）：649-653．

[8] 陈永辉，戴向晨．下腔静脉滤器置入适应证、并发症及其防治的研究进展[J]．血管与腔内血管外科杂志，2020，6（5）：442-449．

[9] 符伟国，原通．破裂性腹主动脉瘤诊治流程[J]．中国实用外科杂志，2020，40（12）：1356-1359．

[10] 刘浩，董智慧，符伟国．急性下肢缺血诊断和治疗[J]．中国实用外科杂志，2020，40（12）：1381-1384．

[11] 中华医学会骨科学分会．中国急性骨筋膜室综合征早期诊断与治疗指南（2020版）[J]．中华创伤骨科杂志，2020，22（8）：645-654．

[12] 中国医师协会心血管内科医师分会，中国心血管健康联盟，心肌梗死后心力衰竭防治专家共识工作组. 2020心肌梗死后心力衰竭防治专家共识[J]. 中国循环杂志，2020，35（12）：1166-1180.

52